Angst ist eine Illusion

Das revolutionäre 3-Wochen-Programm, um Sorgen, Ängste und Panik einfach zu beenden

2., erheblich erweiterte Auflage

Prof. Dr. Detlef Beeker

detlefbeeker.de

Prof. Dr. Detlef Beeker
Glückswissenschaftler

Angst ist eine Illusion,
2. erheblich erweiterte Auflage

Von Prof. Dr. Detlef Beeker

www.detlefbeeker.de

Haftungsausschluss:

Die Inhalte in diesem Buch wurden sorgfältig und besten Gewissens recherchiert und zusammengetragen. Sie spiegeln die persönliche Meinung und Erfahrung des Autors wider. Der Autor übernimmt daher keine juristische Verantwortung oder Haftung für Schäden, die durch eventuelle Fehler oder nicht kompatible Lebensumstände entstehen. Trotz sorgfältigen Lektorats können Rechtschreib- oder Grammatikfehler vorhanden sein.

Hinweis:

Inhaltsverzeichnis

Geschenk

"Das deutlichste Anzeichen von Weisheit ist anhaltend gute Laune." – Michel de Montaigne

Toll, dass du in meinem Buch blätterst. Möchtest du glücklicher werden und Stress abbauen? Möchtest du topaktuelle Artikel und meine neuen Bücher für nur 99 Cent erhalten? Melde dich für meinen **Newsletter** an! Als Gegenzug erhältst du das Buch: "**18 überraschende Gute-Laune-Tipps**" (60 Seiten).

www.detlefbeeker.de/geschenk/

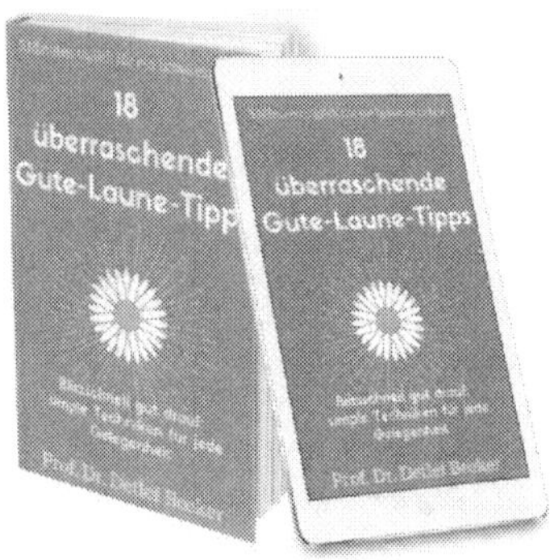

Erinnerst du dich noch, als du das letzte Mal verliebt warst? War nicht plötzlich alles schön? Wie wundervoll der blaue Himmel aussah, mit seinen weißen Wolken. Sogar Regen konntest du genießen. Was wäre, wenn du diese gute Laune jederzeit haben könntest?

Worauf du dich in diesem Buch freuen kannst:

- Drücke diese Körperstellen und dein Stress löst sich auf, deine gute Laune steigt und deine

Gesundheit verbessert sich.

- Diese bewährten Mental-Taktiken werden dich in **Sekunden in fröhliche Stimmung** versetzen.
- Diese **geheimen Yoga-Techniken** lassen deine gute Laune mühelos ansteigen.
- Welches **unbekannte Musikstück** ist, wissenschaftlich erwiesen, der beste Stresslöser?
- Was du von James Bond lernen kannst und wie dies dir Entspannung und Selbstvertrauen gibt.
- Wie du dich in **10 Sekunden entspannen** kannst.
- Praktiziere diese verblüffende Technik und werde frisch und vitalisiert.
- Welche **Apps** sind die besten, um deinen Stress zu lindern und dir Entspannung und Gelassenheit zu schenken?
- Der neuste Trend: Der **Fidget Cube** und wie er wirkt.
- Bonus: die neue Generation der *Gute-Laune-Techniken*
- ... und vieles mehr.

Lade dieses Buch **JETZT** herunter, damit du mithilfe der besten Techniken garantiert mehr Freude, Gelassenheit und Glück haben wirst.

www.detlefbeeker.de/geschenk/

Über den Autor

„Das Universum ist freundlich“ – Byron Katie

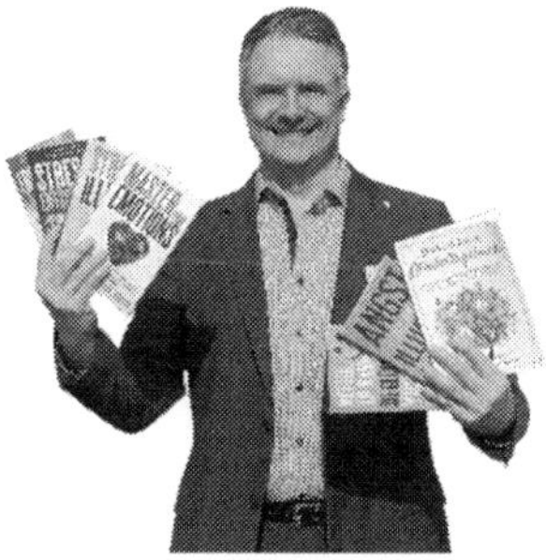

Internationaler Amazon-Bestseller-Autor Prof. Dr. Detlef Beeker ist Glückswissenschaftler und Anti-Stress-Experte. Er forscht auf diesen Gebieten seit mehr als 20 Jahren und hat zahlreiche Ratgeber geschrieben. Detlef ist nicht nur Theoretiker, sondern auch Anwender: Unter anderem meditiert er seit über 20 Jahren.

Zu viele Selbsthilfe-Ratgeber geben dir große Ideen, zeigen aber nicht, wie sie konkret anwendbar sind. Detlef Beeker bietet in seinen Büchern praktische Methoden und Schritt-für-Schritt-Anleitungen, die du sofort umsetzen kannst.

Mit 7 Jahren hatte er bereits seine Bestimmung gefunden: „Ich möchte Vorkoster in einer Puddingfabrik werden“, verkündete er seiner Mum. Obwohl sich seine Berufung seitdem geändert hat, so ist sein tiefer Wunsch geblieben, die Welt ein klein wenig besser zu machen.

Besuche seine Webseite http://detlefbeeker.de/. Dort warten hilfreiche Tipps und Tricks auf dich sowie eine Aufmerksamkeit.

Vorwort zur 2. Auflage

Erst einmal möchte ich mich für die vielen positiven Zuschriften zu diesem Buch bedanken. Jede einzelne E-Mail, in der mir ein Leser berichtete, dass das das Buch ihm half, hat mein Herz berührt. Genau dafür habe ich dieses Buch geschrieben.

Das zahlreiche Feedback hat mich ermutigt, eine 2. Auflage zu veröffentlichen. Sie ist noch verständlicher, noch praktischer und zugänglicher. Zudem habe ich ein ganzes Kapitel hinzugefügt. Gegenüber der 1. Auflage sind mehr als 40 Seiten hinzugekommen.

Ich wünsche dir viel Spaß beim Lesen

Detlef

Angst macht uns zu Helden

"In jeder Widrigkeit liegt ein gleicher oder größerer Nutzen." – Napoleon Hill

Es muss einfach mal gesagt werden: Das Leben kann ganz schön nerven. Es ist voller Widrigkeiten und Probleme: Krankheiten, Stress, Ängste, Schmerzen, Verlust des Arbeitsplatzes, Zahnarzt, Kakerlaken und Rolfing (mein netter Rolfing-Therapeut möge mir verzeihen). Warum gibt es all dieses nervtötende Ungemach? Weil es uns stärker macht. Es ist wie Gewichte stemmen – das ist verflixt anstrengend, aber die Muskeln wachsen und man wird stärker. Kennst du den Film *Matrix*? Der Hauptdarsteller ist Neo. Dessen Erzrivale ist Agent Smith. Dieser verfolgt Neo und macht ihm das Leben schwer. Neo muss immer besser und stärker werden, damit er Agent Smith bezwingen kann. Schließlich erlangt Neo Erleuchtung und besiegt Smith.

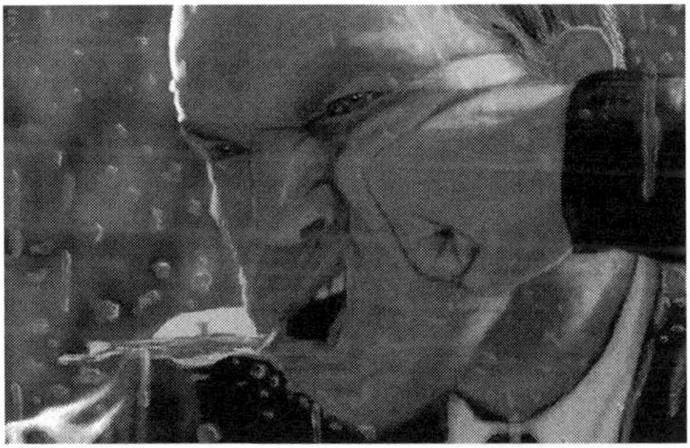

Wäre Neo erleuchtet worden, wenn es Smith nicht

gegeben hätte? Nein! Nur durch Agent Smith ist Neo so stark geworden.

Agent Smith hat Neo zum Helden gemacht. Genauso wie Agent Smith Neo herausfordert, zwingt unsere Angst uns, unsere Komfortzone zu verlassen. Sie zwingt uns weise und mutig zu werden. Kurz: Unsere Angst macht uns zu Helden. Übrigens bist du nicht allein. Ängste sind eine Volkskrankheit. Unter regelmäßiger Panik leiden mehr als eine Million Menschen in Deutschland.[1]

Ich selbst habe unter Panik gelitten – jahrelang, wobei ich teilweise mehrere Attacken täglich hatte. Das war schlimm. Diese Zeit war die dunkle Nacht der Seele für mich. Es gibt allerdings keine bessere Motivation als Panik. Es war der Anfang meines Weges: Ich wollte unbedingt erfahren, wie man Panik bekämpft, und dass möglichst schnell. Seitdem habe ich hunderte von Büchern gelesen, zahlreiche Workshops besucht, habe an unzähligen Retreats teilgenommen und mich mit Spiritualität befasst. Ich habe sogar meinen Beruf danach ausgerichtet. Wäre ich Glückswissenschaftler geworden, wenn ich vor vielen Jahren keine Panik gehabt hätte? Wahrscheinlich nicht!

„Nur eine raue See macht einen guten Seemann.“

Letztlich hat die Panik mein Leben in eine wundervolle

[1] www.psychotherapie-kutz.de.

Richtung gelenkt. Sie hat mich stärker und weiser werden lassen. An besonders klugen Tagen, bin ich meiner Angst sogar dankbar, dass sie mich so unterstützt hat.

Ich habe tolle und effiziente Techniken kennengelernt, um Ängste zu besiegen. Einige Techniken, wie BELL oder APA, habe ich selbst entwickelt, um noch bessere Werkzeuge gegen Angst zu haben. Die besten Methoden aus meiner 25-jährigen Erfahrung findest du in diesem Buch.

Warum dieses Buch anders ist

Du hast sicher schon eine Menge Bücher gelesen, Techniken und Ansätze probiert, um deine Ängste zu überwinden. Vielleicht hast du sogar Workshops besucht und Therapien gemacht. Sie haben allesamt nicht richtig funktioniert. Woher ich das weiß? Sonst würdest du dieses Buch nicht lesen. Was kann dir dieses Buch bieten, was andere nicht haben? Wie kann dir dieses Buch wirklich und praktisch helfen, deine Ängste zu besiegen? Dazu ein Vergleich:

Mein Freund Felix war letztens beim Arzt. Er hatte irgendetwas mit dem Magen. Sein Arzt war Allgemeinmediziner mit naturheilkundlichem Schwerpunkt. Er verschrieb ihm ein Magenshampoo, ein pflanzliches Heilmittel und ein homöopathisches Mittel. Zusätzlich drückte der Arzt noch eine Akupunktur-Nadel in Felix' Ohr. Er solle sie für eine Woche dort lassen, hieß es. Der Arzt benutzte alle möglichen Methoden, Schulmedizin (Allopathie), Phytotherapie, Homöopathie und sogar chinesische Heilkunde. Hauptsache es hilft.

Bei körperlichen Leiden macht man das heutzutage so – bei psychischen normalerweise nicht. Wenn du einen Ratgeber im Bereich kognitiver Verhaltenstherapie liest, kriegst du auch nur kognitive Techniken dargereicht. Schmökerst du in einem Buch der energetischen Psychologie, so werden nur energetische Methoden serviert.

In diesem Buch geht es einzig und allein darum, dich von deiner Angst zu befreien. Mir ist völlig egal, aus welcher Schule die Techniken stammen. Wichtig ist nur, dass die Techniken effektiv wirken. Ich habe die besten Methoden aus den verschiedensten Bereichen genommen. Wir nehmen deine Angst also nicht nur von einer Seite in die Zange, sondern von vielen:

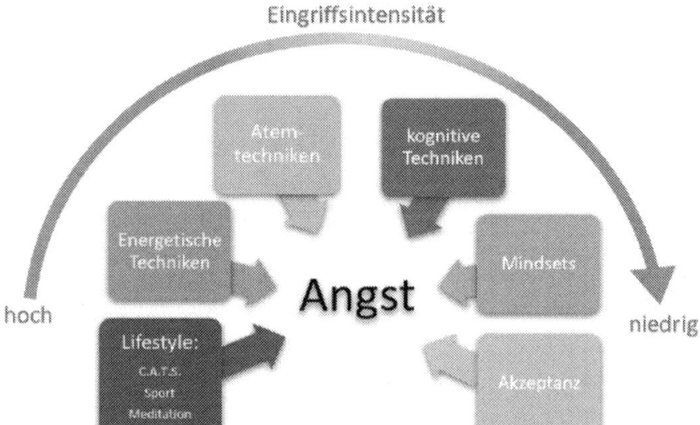

Angst ist ein komplexes Phänomen. Wenn sie einfach zu besiegen wäre, hättest du es schon längst getan. Deswegen muss sie von mehreren Seiten angegangen werden. In der Abbildung siehst du verschiedene Technik-

Kategorien, wie Atemtechniken, energetische Techniken usw. Die Technik-Kategorien sind nach der Eingriffsintensität geordnet. So greift bspw. eine Atemtechnik mehr ein, als Akzeptanz. Was diese einzelnen Techniken genau beinhalten, erfährst du in den nächsten Kapiteln. Dieses Buch ist wie ein Buffet der wirkungsvollsten Methoden, und zwar unabhängig davon, welcher Schule sie entspringen. In diesem Buch findest du nur handverlesene Methoden, die effektiv und bewährt sind.

Worauf du dich n diesem Buch freuen kannst:

- Drei **3-Wochen-Programme**, mit denen du garantiert Sorgen, Ängste und Panik in den Griff kriegst.
- Eine spezielle, extrem kraftvolle **Anti-Panik-Atmung** mit der du Panik effektiv besiegen kannst.
- **Eutaptics**: die schnellste und wirkungsvollste Technik aus der energetischen Psychologie
- Wie du Stress, Sorgen und Ängste mit einer wissenschaftlich geprüften Technik in Sekunden auflöst.
- Wie du mit **C.A.T.S.** deine Ängste und Panik abstellst, ganz ohne eine Technik anwenden zu müssen.
- **3 einfache Methoden**, die dein gestresstes *Nervensystem* dauerhaft beruhigen.
- **3 Power-Mindsets**, die dich in einen kraftvollen Zustand versetzen.
- **3 überraschende Methoden**, wie du die Mindsets in dein Leben integrierst. Du wirst die Welt in

einem neuen Licht sehen.

- The Work **Plus**: Die geniale Methode „The Work“ um ein Element erweitert, um Ängste noch besser bekämpfen zu können.
- Den **4-Minuten-Chi-Boost**, der deiner Energie in wenigen Minuten einen Schub gibt. Er wirkt bei Ängsten, Panik und vielen Krankheiten.
- **BELL**: Die schnellste Technik, um zu entspannen.
- Die **neue Generation der Gedankenstopp-Techniken**. So stoppst du garantiert deine negativen Gedanken *sofort*.
- Wie du durch die revolutionäre **Sedona-Methode** deine negativen Emotionen in Sekunden loslässt. Diese Technik ist hunderttausendfach bewährt.
- ... und vieles mehr.

Wie Angst entsteht: Eine Kakerlake unter der Badezimmermatte

Damit wir Angst bekämpfen können, müssen wir uns erst ansehen, wie sie entsteht. Dazu eine Geschichte:

Seit ein paar Jahren mache ich gerne in Asien Urlaub. Besonders Thailand hat es mir angetan. Schöne Strände, entspannte Menschen, leckeres Essen. Nur eine Sache in Thailand stört meinen Seelenfrieden: Kakerlaken. Die sind dort riesig und erreichen Daumengröße. Wir sind ja unter uns, deswegen verrate ich dir ein Geheimnis: „Ich habe Angst vor diesen Godzilla-Kakerlaken.“ Meine Frau findet das lustig: „Du bist viel größer als die Kakerlake. Warum hast du Angst?“ Dabei schaut sie zu mir hoch, klopft auf meinen Bauch und grinst. Sie ist klein, nur

1,52 m, hat langes schwarzes Haar und ihre Augen funkeln. Außerdem ist sie schnell wie Bruce Lee. Gegen sie haben Kakerlaken keine Chance.

Ich erinnere mich noch gut an einen Urlaub in Thailand, es war auf der Insel Koh Samui. Es war schon spät und meine Frau meinte aufgeregt zu mir: „Ich habe gerade eine Kakerlake erledigt! Sie liegt jetzt unter der Badezimmermatte." - „Ist sie wirklich tot? Die Dinger sind zäh!", entgegnete ich hysterisch. In den folgenden Tagen verkrampfte ich jedes Mal, wenn ich das Badezimmer betrat. Alleine die Vorstellung, dass unter der Badezimmermatte eine Kakerlake läge, machte mich fertig. Später teilte mir meine Frau nebenbei mit, dass sie die Kakerlake schon längst entsorgt hatte.

Ängste sind wie nicht vorhandene Kakerlaken unter einer Badezimmermatte. Angst entsteht durch die Vorstellung, dass etwas Schlimmes in der Zukunft passiert: „Ich werde bestimmt an Krebs sterben." Tatsächlich ist jetzt keine reale Bedrohung vorhanden. Die Angst spielt sich nur in unseren Köpfen ab. Die Kakerlake unter der Badezimmermatte war nur in meiner Vorstellung vorhanden. Sie war real gar nicht da. Überlege, wie viele der Ängste, die du hattest, tatsächlich wahr geworden sind. Gar keine, richtig?

„99 % der Sorgen und Ängste
werden nie passieren."

Übrigens: Ich konnte meine Angst gegen Kakerlaken später überwinden. Dabei hat BELL und Eutaptics eine wesentliche Rolle gespielt.

Das bedeutet, Angst wird gar nicht durch tatsächliche Ereignisse ausgelöst, sondern durch unsere Gedanken dazu. Schon vor 2000 Jahren erkannte der ehemalige Sklave und große Philosoph *Epiktet*:

„Es sind nicht die Dinge selbst, die uns beunruhigen, sondern die Vorstellungen und Meinungen von den Dingen."

Die Hauptursache für unsere Ängste sind ängstliche **Gedanken**. Neben Gedanken gibt es weitere Faktoren, die Ängste beeinflussen:

- **Lifestyle und Nervensystem**: Ängstliche Menschen haben häufig ein leicht erregbares Nervensystem, d. h. Stress wirkt bei ihnen stärker, als bei einem ausgeglichenen Nervensystem. Wenn wir also unter Ängsten leiden, ist es wichtig, dass wir unser Nervensystem ausgleichen. Ängste, Sorgen und Panik strapazieren unser Nervensystem. Deswegen ist es klug, dieses zu beruhigen. Das ist wie Urlaub – dort kommt unser Nervensystem zur Ruhe. Hier kommt unser allgemeiner Lifestyle ins Spiel. Es gibt einige effektive und simple Möglichkeiten, dein Nervensystem zu verstärken – du wirst sie in diesem Buch kennenlernen.
- **Energiesystem**: Akupunktur ist seit Langem wissenschaftlich anerkannt. Sogar bei den

gesetzlichen Krankenkassen ist Akupunktur zugelassen. Sie beruht darauf, dass Krankheiten durch Störungen des Energiesystems entstehen. Der Körper hat Energiebahnen, und wenn der Energiefluss gestört ist, entstehen psychische und physische Krankheiten. Angst wird beispielsweise mit dem Nierenstrom in Verbindung gebracht. D.h. hier haben wir eine weitere Ressource, um unsere Angst zu bekämpfen. In diesem Buch nutzen wir alle effektiven Möglichkeiten.

Wie du am meisten aus diesem Buch herausholst

Das Buch ist folgendermaßen aufgebaut:

Die Zutaten: Das Kapitel *„Die besten Techniken gegen Sorgen, Angst und Panik"* enthält hocheffektive Techniken gegen Ängste. Dies ist der Werkzeugkasten aus handverlesenen, erprobten Methoden, die deine Sorgen, Ängste und Panik den Garaus machen werden. Es ist wie Kuchen backen: In diesem Kapitel erfährst du die besten Zutaten.

Das Rezept: Im Kapitel *„3-Wochen-Programme"* findest du drei 3-Wochen-Programme, je gegen Sorgen, Ängste und Panik. In diesen Programmen werden die zuvor beschrieben Techniken so zusammengesetzt, dass sie bestmöglich gegen deine Ängste wirken. Dieses Kapitel liefert dir das Rezept wie du die „Zutaten" aus dem vorigen Kapitel zusammenfügst.

Die Abkürzung: Als Bonus stelle ich dir die besten pflanzlichen Heilmittel vor. Einige wirst du kennen, wie zum Beispiel Baldrian andere sind weitgehend unbekannt, wie *Ashwagandha*, aber sehr wirkungsvoll. Pflanzliche Heilmittel werden dich noch schneller zum Ziel kommen lassen, sie sind sozusagen eine Abkürzung.

Das finale Kapitel ist eine Zusammenfassung der wichtigsten Aussagen des Buchs.

Es gibt drei Möglichkeiten, mit diesem Buch zu arbeiten:

- Du kannst das Buch ganz normal von vorne bis hinten durchlesen. Dadurch gehen dir keine Informationen verloren.
- Hast du es eilig? Dann schlage direkt unter dem für dich passenden Programm nach. Die dort beschriebenen Techniken findest du im Technik-Kapitel des Buchs. Du machst dich mit den Techniken vertraut und wendest sie gemäß dem Programm an. Fertig!
- Du kannst intuitiv vorgehen. Lies dir die Techniken durch und fühle, was dich anspricht. Experimentiere mit diesen Techniken. Vielleicht wirkt bspw. die Technik „Löschtaste" bei dir besonders gut. Dann wende sie an. Es ist immer gut, auf deine Intuition, deinen inneren Coach zu hören. Wenn du einen guten Kontakt zu ihm hast, wird er dir mitteilen, welche Techniken bei dir besonders wirken. Das Problem ist nur, dass Menschen, die unter Ängsten leiden, oft viel zu viele Gedanken haben und die Stimme der Intuition oft nicht hören.

Im Zweifelsfall richte dich nach den Programmen, sie haben sich bewährt und sind sehr effektiv.

Die 10 %-Regel und der High-Impact-Ansatz

„Stil ist die Fähigkeit, komplizierte Dinge einfach zu sagen – nicht umgekehrt.“ – Jean Cocteau

Studien haben herausgefunden, dass nur 10 % aller Leser, mehr als das erste Kapitel eines Sachbuches lesen. Warum ist das so? Ein wichtiger Grund ist, dass Bücher sehr dick sind. Ein normales Sachbuch hat mindestens 300 Seiten. Das entmutigt den einen oder anderen Leser. Dabei könnten die Informationen viel kürzer dargeboten werden. Das trifft nicht auf alle Bücher zu, aber viele Bücher sind künstlich aufgebläht. Es werden Geschichten erzählt und die eigentlich wichtigen Informationen werden nicht auf den Punkt gebracht, sondern in langen Fließtexten "versteckt". Dadurch sind die Informationen für den Leser schwer zugänglich.

„Papier ist geduldig. Mancher Autor nutzt das schamlos aus."
– Wolfgang Mocker

Das ist in etwa so, als ob du ein riesiges Weißbrot hast, mit einem Meter Durchmesser. In der Mitte dieses gigantischen Brotes befindet sich eine Rosine. Du musst dich erst durch die Schichten des Brotes durchkämpfen, bis du endlich diese Rosine verspeisen kannst. Dieses Buch dagegen, ist ein kleines, handliches Brötchen mit etlichen Rosinen. Bei jedem Biss erwischst du mindestens eine der köstlichen Rosinen.

Da ich dir die Leseerfahrung so angenehm wie möglich gestalten möchte, habe ich dieses Buch **benutzerfreundlich** gestaltet:

- **Alles ist auf den Punkt:** Mit persönlichen Geschichten und allem, was die Texte künstlich aufbläht, habe ich gespart. Trotzdem gibt es zahlreiche Fallbeispiele, die notwendig sind, um den Stoff zu veranschaulichen.
- **Sprache:** In meiner wissenschaftlichen Laufbahn musste ich viele Texte lesen, die unnötig unverständlich waren. Die Autoren füllten ihre Ausführungen mit unnötigen Fremdwörtern, abstrakten Substantiven und Passivkonstruktionen die in lange Schachtelsätze eingebettet wurden. Ein willkürlich gewähltes Beispiel:

  "Es stehen sich daher eine in die Breite und Tiefe gehende Wissensentwicklung, die idealiter die Historizität der Gegenstände und ihrer Konzeptionen, also die Fachgeschichte selbst, mit im Blick behält, und ein auf enge Innovationszonen bezogener Erkenntnisfortschritt, der auch das noch nicht gewusste bereits als Aufgabe scharf umrissen hat, gegenüber."

  Was soll das? Es ist wie, wenn du einen Pullover kaufst, aber der Hersteller Knoten in die Ärmel gemacht hat. Warum kann der Autor es nicht einfach ausdrücken? (Wenn du wissen möchtest, was der Autor eigentlich sagen wollte, dann schau in der Fußnote nach.[1])

„Wenn du es nicht einfach erklären kannst, hast du es nicht gut genug verstanden." – Albert Einstein

---

Deswegen benutze ich in diesem Buch eine möglichst gut verständliche Sprache, denn das Thema „Angst" ist schon schwer genug.

- **Aufzählungen**: In diesem Programm findest du viele Aufzählungen. Alles ist schnell zugänglich und wird nicht in langen Fließtexten versteckt.
- **Einleitende Überblicke, Zusammenfassung und andere Hinweise, die dir das Leben erleichtern**: Kennst du das? Du bist in einer fremden Stadt und suchst den Bahnhof. Du wirst von Straßenschildern geleitet, aber an einer Abbiegung fehlt eins. Du findest den Bahnhof nicht. Dieses Buch ist wie eine sehr freundliche Stadt: Überall gibt es Hinweisschilder, jeder weiß, wo er ist und wo er hin muss.
- **Strukturierung**: Es ist sehr strukturiert mit vielen Unterkapiteln, sodass die wichtigen

[1] Einfach ausgedrückt: „Jedes Fach ist anders. Bei den Naturwissenschaften wird weniger diskutiert, bei den Geistes- und Sozialwissenschaften mehr. Deshalb klingen die Texte in den verschiedenen Fächern auch unterschiedlich."

Informationen schnell zugänglich sind.

Der bekannte Autor *Akash Karia* bezeichnete dies als den *High-Impact-Ansatz*, weil die Informationsdichte in diesem Buch sehr hoch ist und gleichzeitig alle Informationen schnell zugänglich sind. Ich mag solche Bücher – du auch? Du musst also nicht lange suchen, Du musst nicht in der Erde graben, nein, die goldenen Nuggets reiche ich dir auf einem Silbertablett.

Es gibt eine Menge toller **Techniken** in diesem Buch, die dir allesamt helfen werden, deine Ängste loszuwerden. Die Techniken sind besonders gekennzeichnet, damit du sie nicht übersehen kannst, und zwar mit einem grauen Balken

am Anfang und Ende der jeweiligen Technik.

Kurze Zusammenfassung

- Angst kann sehr nervend sein. Sie ist eine Herausforderung. Jede Widrigkeit hat auch immer einen Nutzen. Angst zwingt uns weiser und mutiger zu werden. Sie macht uns zu Helden.
- Das Neue an diesem Buch ist, dass alle Techniken herangezogen werden, die wirken. Dabei ist es egal, welcher „Schule“ sie entspringen: kognitive werden mit energetischen Methoden gemischt.
- Ich habe in diesem Buch die effektivsten Techniken zur Angstbekämpfung

zusammengetragen, wie Anti-Panik-Atmung, Sedona, BELL, um nur einige wenige zu nennen.

- In vielen Ratgebern zur Bekämpfung von Angst wird der allgemeine Lifestyle übersehen. Dabei ist er essenziell, um Ängste zu lindern.
- Du kannst dieses Buch klassisch von vorne bis hinten lesen oder du gehst (falls du es eilig hast) erst zu dem für dich passenden Programm und machst dich dann mit den entsprechenden Techniken vertraut.

Die besten Techniken gegen Sorgen, Angst und Panik

„Das Universum ist freundlich" – Byron Katie

In diesem Kapitel ...

- Die 16 besten Techniken und Systeme gegen Sorgen, Ängste und Panik
- Die 3 besten Mindsets gegen Ängste
- Die 3 Faktoren in deinem Leben, die Ängste verursachen
- Die 3 besten Methoden, um ängstliche Gedanken zu stoppen
- 3 blitzschnelle Techniken, um Ängste zu besiegen
- 2 Methoden, die auf energetischer Ebene Ängste bekämpfen

Dieses Kapitel ist ein Werkzeugkasten der besten Techniken gegen Sorgen, Ängste und Panik. Ich habe die besten Tools herausgesucht und in diesem Kapitel zusammengetragen. Es sind mächtige Techniken, mit denen du deine Ängste garantiert besiegen kannst. Sorgen, Ängste und Panik sind komplexe Phänomene die uns oft viele Jahre begleiten. Deswegen ist es oftmals nicht einfach, sie loszulassen. Die Techniken in diesem Buch arbeiten auf verschiedenen Ebenen und greifen die Angst von mehreren Seiten an, sodass sie keine Chance hat.

In diesem Kapitel werden die Techniken vorgestellt und im Kapitel „3-Wochen-Programme“ wirst du genau erfahren, wie du welche Technik anwendest. Es ist wie eine Lasagne zu kochen: In diesem Kapitel erhältst du die besten Zutaten und das nächste Kapitel enthält das Rezept.

Die unbekannte Möglichkeit, inneren Frieden zu erlangen

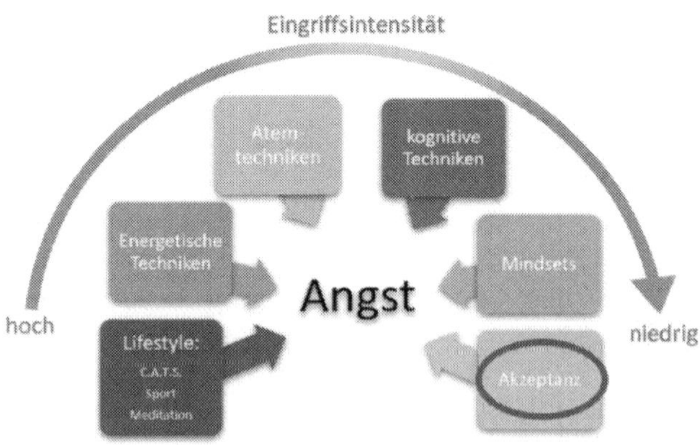

In diesem Kapitel geht es um *Akzeptanz*. Dies ist eine der vielen Techniken, mit Angst umzugehen. Akzeptanz hat allerdings eine Sonderstellung. Warum? Das erfährst du etwas weiter unten.

Wohin geht eigentlich die Reise? Was ist das Ziel? Die meisten Menschen möchten einfach inneren Frieden. Diesen erreichen wir, indem wir unsere Ängste vollkommen loslassen.

Es gibt allerdings noch eine andere, unbekannte Möglichkeit, inneren Frieden zu erlangen: Akzeptanz. Wir akzeptieren einfach, dass Angst da ist. Dann entsteht die kontraintuitive Situation, dass Angst und innerer Frieden gleichzeitig da sind. Deswegen hat Akzeptanz eine **Sonderstellung**. Akzeptieren ist das Gegenteil von Widerstand. Normalerweise reagieren wir auf unangenehme Gefühle mit Widerstand, wir wollen, dass sie weggehen. Paradoxerweise führt dies dazu, dass die Ängste länger bleiben. Akzeptieren wir unsere Ängste, so gehen sie schnell wieder. Akzeptieren bedeutet, dass wir uns nicht gegen die Ängste wehren, sondern ihnen Raum geben. Sie können da bleiben, wie Gäste in unserem Haus. Warum also akzeptieren wir nicht einfach alle Ängste? Weil sie so unangenehm sind. Es ist schwierig. Gerade bei starken Ängsten oder Panik empfehle ich, sie erst zu lindern. Dann können wir Schritt für Schritt wagen, diese zu akzeptieren.

„Je mehr wir es schaffen auch intensive negative Gefühle zu akzeptieren, desto mehr Frieden werden wir haben."

Akzeptanz wird in vielen modernen Psychotherapien und spirituellen System praktiziert. Einer der erfolgreichsten Therapien „Akzeptanz und Commitmenttherapie" (kurz: ACT) hat „Akzeptanz“ sogar im Namen. Übrigens bezieht sich „Akzeptanz“ auf das innere Erleben. Wenn wir etwas akzeptieren, so heißt das nicht automatisch, dass wir im Außen aufgeben.

Ben hatte einen Kollegen, Jack, der es auf ihn abgesehen hatte. Immer wenn er konnte, machte er Ben vor dem Chef schlecht. Ben war Anfang 40, groß und gutmütiger Natur. Er lachte gerne und noch lieber über seine eigenen Witze. Jacks Verhalten ärgerte ihn sehr. Ben sprach dieses Problem in einer The Work-Gruppe an, die er regelmäßig besuchte (du wirst The Work im Kapitel „Warnung: Deine Gedanken sind möglicherweise gefährlich“ kennenlernen). „Du hast keine Macht über andere Leute!“, meinte gerade Ursula: „Akzeptiere es und schließe Frieden damit.“ Tatsächlich schaffte es Ben, in Frieden damit zu sein: „Er macht mir schon mein Arbeitsleben schwer, so soll er mir nicht noch meinen inneren Frieden rauben“, dachte sich Ben weise. Trotzdem ging Ben gegen Jack vor und zeigte ihn wegen Mobbing an. Er hatte Erfolg und Jack bekam sogar eine Abmahnung. Akzeptieren heißt nicht, die Hände in den Schoß zu legen.

Wie genau praktizieren wir Akzeptanz? Dazu gibt es folgende Übung:

Akzeptanz

Ziel: Frieden mit unangenehmen Gefühlen schließen

Technik

1. Beobachten: Beobachte ohne zu urteilen deine körperlichen Sensationen. Steigt ein unangenehmes Gefühl, wie zum Beispiel Angst auf, so richte deine Aufmerksamkeit auf diese körperlichen Empfindungen. Sei dabei neugierig wie ein Wissenschaftler. Untersuche deine Körperempfindungen. Fühlt es sich warm oder kühl an? Wo genau endet die Körperempfindung? Welche Farbe hat sie? Spiele damit herum. Wichtig ist, dass du deine Aufmerksamkeit auf deinen Körper und nicht auf deine Gedanken richtest.

2. Atme: Atme langsam und bewusst in das Gefühl hinein und drum herum. So als ob du ihm mehr Raum geben möchtest. Eine langsame, tiefe Bauchatmung ist immer beruhigend. Es kann sein, dass dein Gefühl dadurch nicht verschwindet, aber es ist ein ruhiger Anker im Auge des Sturms.

3. Erlauben: Erlaube dem Gefühl, da zu sein, gebe ihm Raum. Richte deine Aufmerksamkeit auf die körperlichen Sensationen. Das Gefühl mag unangenehm sein, aber du lässt es da sein. Du kämpfst nicht gegen dieses Gefühl an. Du akzeptierst es. Dies kann ein paar

Sekunden dauern oder ein paar Minuten. Dein Ziel ist nicht, das Gefühl wegzukriegen, sondern Frieden mit ihm zu schließen.

Wie lange? Wie oft? Jedes Mal, wenn unangenehme Gefühle auftauchen, kannst du diese Übung durchführen.

Tipps & Tricks:

- Bekämpfen bringt nichts: Unangenehme Gefühle möchte keiner haben. Wir möchten Sie möglichst schnell wegkriegen. Leider funktioniert das nicht. Je mehr wir gegen diese Gefühle, wie Angst oder Wut, ankämpfen, desto stärker werden sie. Deswegen ist der Akzeptanz der einzige Weg, Frieden mit ihnen zu schließen.
- Der Schlüssel ist, Gefühle da sein zu lassen: Ziel dieser Übung ist also nicht, unangenehme Emotionen zu bekämpfen und zu vernichten, sondern sie da sein zu lassen. Indem wir Frieden mit ihnen schließen, verschwinden sie von ganz allein.
- Dieb im leeren Haus. Es gibt eine buddhistische Metapher: Das negative Gefühl ist wie ein Dieb in einem leeren Haus. Der Dieb kommt in das Haus, wir hindern ihn nicht daran. Wir lassen ihn einfach da sein. Der Dieb sieht, dass nichts Wertvolles in diesem Haus ist und geht einfach wieder.

Du kannst gerne diese Technik bei Sorgen und leichten bis mittelschweren Ängsten anwenden. Probiere es aus.

Call to Action

Probiere die Übung gleich aus. Rufe dafür ein unangenehmes Gefühl hervor: Sorgen, Ärger, Unverzeihlichkeit oder Ähnliches. Versetze dich in die Situation, die dich ärgert oder frustriert und praktiziere Akzeptanz. Wichtig: Nehme für den Anfang ein leicht unangenehmes Gefühl. Wenn du magst, kannst du die Intensität später immer noch steigern.

Kraftvolle Mindsets

„Sogar in den Schlägen des Lebens finden wir große Geschenke." – The Bhagavad Gita

In diesem Kapitel ...

- Das Wachstums-Mindset
- Das Mindset „Das Universum ist freundlich"
- Das Mindset „Alles ist vergänglich"
- 3 Methoden, um Mindsets in dein Leben zu bringen: Kraft-Person, Affirmationen, 3 Beispiele

In diesem Kapitel schauen wir uns näher Mindsets an, als grandiose Möglichkeit, Ängste zu besiegen.

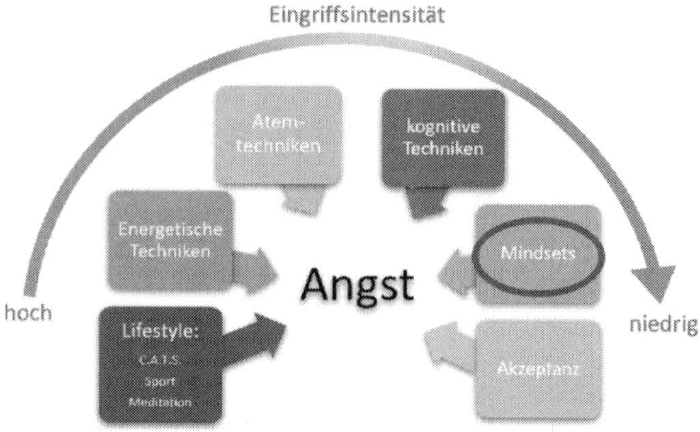

Das Leben ist voller Widrigkeiten. Ständig passiert etwas, was wir so nicht wollen und nicht geplant haben: Wir werden krank, wir leiden unter Panik, ein Angehöriger stirbt, wir verlieren unseren Job, unser Partner verlässt uns usw. Wie gehen wir mit solchen Widrigkeiten um? Unser Mindset, das heißt unsere Einstellung, ist entscheidend. Wenn wir unseren Job verlieren, so können wir jammern, können uns beklagen, wie ungerecht das ist. Wir können uns fürchten, dass wir keinen Job mehr bekommen. An Probleme auf diese Weise heranzugehen, hilft nicht. Jammern macht das Problem nicht besser. Angst vor der Zukunft zu haben ebenfalls nicht.

Im letzten Abschnitt ging es um das Thema „Akzeptanz". Ein starkes Mindset fördert die Akzeptanz. Je stärker unser Mindset, desto eher können wir etwas Unangenehmes akzeptieren und in Frieden damit sein. Mindsets sind die Grundlage. Sie sind ein starkes Werkzeug um jede Widrigkeit des Lebens zu bekämpfen, Ängste eingeschlossen.

Die Grundhaltung jedes Mindsets ist es, eine Widrigkeit als **Herausforderung** statt als Bedrohung zu sehen. Dies scheint vielleicht nur ein kleiner Unterschied zu sein, aber es hat einen großen Effekt. Diese Einstellung gibt uns Kraft und Mut. Ein positives Mindset verbessert nicht nur unseren emotionalen Zustand, nein, sogar unsere Körper wird dadurch gestärkt:

In einer bekannten Studie wurden Mütter untersucht, die ein pflegebedürftiges Kind hatten und sich darum kümmerten. Dies ist ein außerordentlich hoher Stress, da die Pflegesituation Tag und Nacht andauert. Das Nervensystem hat nie die Möglichkeit sich vollkommen auszuruhen. Die Eltern waren unterschwellig ständig in Alarmbereitschaft. Zusätzlich war dieser Stress chronisch. D. h. er ging über viele Jahre. Diese Mütter wiesen im Durchschnitt wesentlich mehr körperliche Schädigungen durch Stress auf, als in der Kontrollgruppe. In dieser befanden sich Mütter mit nicht pflegebedürftigen Kindern. Es wurde weiterhin herausgefunden, je länger der Stress anhielt, desto stärker wurde der Körper in Mitleidenschaft gezogen.[1]

Es gab aber eine erstaunliche Besonderheit: Nicht alle Eltern hatten diese negativen Effekte. Es gab einige Eltern, die mit diesem Stress wesentlich besser umgehen konnten, sowohl mental als auch körperlich. Dies wurde

---

[1] Epel, E. S., et al., »Cell Aging in Relation to Stress Arousal and Cardiovascular Disease Risk Factors«, Psychoneuroendocrinology 31, no. 3 (April 2006): S. 277–287, doi:10.1016/j.psyneuen.2005.08.011.

weitergehend untersucht. In einer anderen Studie wurden diese Eltern in eine Stresssituation gebracht: Sie sollten vor einem Publikum von Doktoren und Professoren Rechenaufgaben lösen und einen spontanen Vortrag halten. Solch soziale Bewertungssituationen sind in höchstem Maße stressig. Auch hier zeigten sich Unterschiede: Einige Eltern konnten besser andere schlechter damit umgehen. Was war der Unterschied? Woran lag es? Die Forscher konnten herausfinden, dass es ein Merkmal gab, was dazu führte, dass sich die Eltern besser schlugen. Möchtest du dieses Merkmal wissen? Hier kommt es: ***Herausforderung****![1] Menschen, die eine stressige Situation als Herausforderung betrachten, anstatt als Bedrohung, werden mit dem Stress besser fertig.*

Ein erstaunliches Ergebnis. Unser Mindset entscheidet also darüber, ob Stress unseren Körper angreift oder nicht. Im Folgenden stelle ich dir 3 verschiedene Mindsets vor, die alle sehr wirksam sind.

Wachstums-Mindset

"In jeder Widrigkeit liegt eine Lektion und ein Segen." – Steve Harvey

Dieses großartige Zitat von Steve Harvey gibt dieses

---

[1] O'Donovan, A. J., et al., »Stress Appraisals and Cellular Aging: A Key Role for Anticipatory Threat in the Relationship Between Psychological Stress and Telomere Length«, Brain, Behavior, and Immunity 26, Nr. 4 (Mai 2012): S. 573–579, doi:10.1016/j.bbi.2012.01.007.

Mindset wieder. Angst und Panik sind Widrigkeiten des Lebens. Es hilft leider nicht weiter, wenn wir uns sorgen wegen unserer Angst. Es hilft nicht weiter, wenn wir Angst vor unserer Panik haben. Wie wäre es, wenn wir uns fragen: Was kann ich daraus lernen? Und: Wo ist der Segen aus meiner Angst und Panik? Wenn wir uns diese Fragen stellen, so wird unser Zustand schnell besser. Wir richten unseren Fokus nicht auf das Problem, sondern auf die Lösung. Wir richten unsere Aufmerksamkeit auf das Positive und nicht das Negative. Zurück zur Frage: Was ist positiv an Sorgen, Ängsten und Panik? Im Folgenden einige Anregungen:

1. Sorgen, Ängste und Panik zwingen uns zur Weiterentwicklung: Sind wir ängstlich, müssen wir Weisheit und Mut entwickeln, um unsere Ängste zu überwinden. Wie am Anfang dieses Buchs geschrieben: Neo wäre ohne seinen Widersacher Agent Smith niemals zu solcher Größe herangewachsen. Ängste lassen uns mutig sein. Sie zwingen uns, weise zu werden.

2. Negative Gefühle sind wichtig fürs Überleben: Unserem Gehirn geht es nicht darum, dass wir uns gut fühlen, nein, wir sollen überleben. Unser Hirn ist ein Überlebensexperte. Unsere Vorfahren hatten ständig mit Gefahren zu kämpfen: Hunger, wilde Tiere und Unfälle. Unsere Vorfahren konnten jederzeit von einem Tiger angegriffen werden. Unser Gehirn musste auf der Hut sein: Jedes noch so kleinste Anzeichen wurde daraufhin überprüft, ob es eine Bedrohung darstellte. Lieber eine harmlose Situation als gefährlich einschätzen, als einen gefährlichen Umstand als sicher. Unser Gehirn sucht also geradezu nach Gefahren. Es geht ihm nicht darum, dass wir glücklich sind, sondern dass wir überleben. Früher war das überlebenswichtig, heute ist es überflüssig. Unsere Welt ist recht sicher, wir sterben eher an Altersschwäche als an einem Tigerangriff.

3. Signal für zukünftige Bedrohungen: Ein anderer Aspekt ist, dass Emotionen Signale sind. Angst sagt uns, dass in der Zukunft etwas schief zu gehen droht. Vielleicht müssen wir eine Rede halten, sind aber noch nicht ideal vorbereitet. Wir sollten also unsere negativen Gefühle nicht einfach abtun, sondern auch schauen, ob sie uns etwas Sinnvolles mitteilen können.

4. Signal für falsches Denken: Negative Gefühle sind ein Signal, dass wir unwahren Gedanken glauben. Dies ist aus der kognitiven Verhaltenstherapie. Dazu ein Beispiel: Paula hat Flugangst: „Das Flugzeug wird bestimmt abstürzen! Ich habe letztens erst in den Nachrichten gesehen, dass eine Maschine abgestürzt ist." Der Gedanke, dass das Flugzeug bestimmt abstürzen wird, ist unwahr. Die Wahrscheinlichkeit ist extrem gering, dass ein Flugzeug abstürzt. Dieser unwahre Gedanke bereitet Paula Angst. Die Angst ist also ein Signal für einen unwahren Gedanken. Dies ist sehr interessant, denn das bedeutet, dass Ängste, Sorgen und Panik immer auf unwahren Gedanken beruhen.

"Sorgen, Angst und Panik
beruhen immer auf
unwahren Gedanken."

Wie setzen wir so ein Mindset praktisch um? Folgende

Übung ist eine sehr effektive Möglichkeit, ein Mindset zu integrieren.

Kraft-Person

Ziel: Erzeugung eines kraftvollen Zustands, Stärkung des Mindsets

Technik

1. Stelle dich aufrecht hin. Imaginiere vor dir einen Kreis aus Flammen. Die Farbe der Flammen kannst du selbst entscheiden. Sie sind etwa 30 cm hoch. Es ist der Kreis der unbegrenzten Möglichkeiten. Nimm ein paar tiefe Atemzüge. Bedanke dich bei dem Kreis und tritt hinein.

2. Du stehst in der Mitte des Kreises. Stelle dir nun die Kraft-Person vor. Das ist eine Person, die für dich ein Vorbild darstellt. Sie steht vor dir.

Klaus litt unter Panik. Etwa zwei bis dreimal pro Woche hatte er eine Panik-Attacke. Er wählte als Kraft-Person König Leonidas aus dem Film 300 aus. Er verkörperte für ihn Mut, Stärke, Entschlossenheit und klares Denken.

3. Sag zu der Kraft-Person: „Gib mir deine Energie." Stell dir vor, wie die Energie von der Kraft-Person zu dir fließt. Diese Energie erfüllt deinen ganzen Körper. Fühle, wie die Eigenschaften, wie Mut und Stärke, die du von deiner Kraft-Person erhältst, in dir wachsen.

Klaus stellte sich vor, wie ein dicker Strahl roten Lichts aus der Mitte des Brustkorbs von König Leonidas zu ihm floss. Diese rote Energie breitete sich im ganzen Körper aus. Klaus nimmt eine kraftvolle Haltung an, ballt seine Fäuste und sagt laut: „Ich bin mutig, voller Stärke und Entschlossenheit!“ Klaus fühlt sich in diesem Moment tatsächlich stark und mutig.

Ziel ist es, dass du die gewünschten Eigenschaften, wie Mut tatsächlich fühlst. Du hast die Energie! Du kannst es verstärken, indem du eine entsprechend kraftvolle Körperhaltung einnimmst.

4. Ziehe die Kraft-Person an dich heran, umarme sie. Ziehe sie immer näher an dich heran, bis sie mit deinem Körper verschmilzt. Du hast nun die Eigenschaften deiner Kraft-Person übernommen.

5. Atme ein paar Male tief. Spüre wie du dich fühlst. Bedanke dich bei dem Kreis und tritt heraus.

Wie oft? Wie lange? Diese Übung kannst du jederzeit machen, wenn du einen Schub Mut und Kraft brauchst. Du kannst sie gut morgens als Start in den Tag praktizieren, da sie dich in einen kraftvollen Zustand versetzt.

Tipps & Tricks

- Suche dir eine Kraft-Person aus, die dir dabei hilft, deine Angst zu besiegen. Du kannst einen fiktiven Helden nehmen, wie Neo oder Lara Croft. Du kannst aber auch Buddha, den Dalai Lama oder Jesus Christus wählen. Dir sind keine Grenzen gesetzt. Hauptsache, es fühlt sich gut für dich an.
- Nachfolgende Mindsets: Du kannst diese Übung auch für die nachfolgenden Mindsets benutzen.
- Energie: Du kannst dir auch mehrere Energien vorstellen. Klaus nahm einen roten Energiestrahl.

Du kannst dir bspw. 3 Energiesträhle vorstellen, für jede Eigenschaft, die du übernehmen möchtest einen: Mut ist eine rote Energie, Freude ist orange und klares Denken ist blau. Auch hier gilt: Visualisiere, was sich gut für dich anfühlt.

- Mehrere Personen: Du kannst dir auch mehrere Kraft-Personen vorstellen. Robert hatte Angst vor Publikum zu sprechen. Er stellte sich Anthony Robbins vor. Zudem war er schüchtern und es fiel ihm schwer, mit unbekannten Personen in Kontakt zu treten. Deswegen stellte er sich Barney Stinson aus der Serie „How I met your Mother" vor.
- *Dieses Ritual ist äußerst kraftvoll,* da Visualisierungen, Affirmationen und Körperhaltungen genutzt werden. Dies wird verstärkt, indem du tatsächlich in den Kreis trittst und die Kraft-Person umarmst.

Das nächste Mindset ist ebenfalls sehr unterstützend.

Mindset: „Das Universum ist freundlich."

„Die Realität ist stets viel freundlicher als jede Geschichte, die wir uns darüber erzählen."
– Byron Katie

Dieses Mindset ist ähnlich wie das vorhergehende. Wir können einfach die Annahme treffen, dass alles, was uns passiert einen freundlichen Zweck hat. Wenn wir

Ängste haben, so steckt eine positive Absicht dahinter. Die Annahme, die wir über unsere Welt treffen, ist wichtig, wie wir unser Erleben interpretieren.

Max war ein Pessimist. Für ihn war die Welt ein gefährlicher und unsicherer Ort. Er arbeitete in der Versicherungsbranche. Er mochte seinen Job überhaupt nicht: „Ich kann nicht kündigen. Das ist viel zu unsicher. Was ist, wenn ich keinen Job mehr finde? Nein, nein, Sicherheit geht vor." Max hatte im Laufe der Zeit viele Ängste entwickelt, die ihn einschränkten. Er flog nicht: „Das Flugzeug stürzt sicher ab!" Weil er das Mindset hatte, dass die Welt gefährlich ist, lebte er voller Ängste und eingeschränkt. Er richtete seine Aufmerksamkeit darauf. Er hatte stets eine schlechte Nachricht parat: „Hast du von dem Autobahnunfall gestern gehört? Es starben 12 Menschen!" In unserer ersten Sitzung brachte ich ihm das Mindset bei: „Das Universum ist freundlich". Max wehrte sich: „Das ist doch Unsinn. Erst gestern gab es einen Flugzeugabsturz. Haben Sie nicht davon gehört?" Ich entgegnete: „Heute scheint die Sonne. Es liegt der Frühling in der Luft und der Himmel ist so schön blau. Hast du das bemerkt?" Ich philosophierte weiter: „Du kannst wählen, ob du deine Aufmerksamkeit auf das Positive oder Negative richtest. Sogar bei vermeintlich negativen Ereignissen kannst du dich fragen, was ist positiv daran?" Wir einigten uns darauf, dass er sich jeden Abend fragte, wo genau heute das Universum freundlich gewesen sei. Er sollte je 3 Beispiele finden. Eine Woche später, bei unserer nächsten Sitzung, strahlte Max. „Es geht mir schon besser. Es ist wahr, alles hat etwas Positives." Tatsächlich konnte Max seine Ängste nach einiger Zeit überwinden.

Das nächste Mindset ist nicht ganz so offensichtlich in seinem Nutzen. Bei einigen Personen wirkt es großartig, für andere sind die ersten beiden Mindsets eher geeignet.

Mindset: „Alles ist vergänglich“

Dazu möchte ich dir erst einmal eine schöne Sufi-Geschichte erzählen:[1]

Ein König befragte einmal die Weisen an seinem Hof und sagte zu ihnen: „Ich lasse mir einen wunderschönen Ring machen. Ich habe die besten Diamanten, die man bekommen kann. Ich möchte in dem Ring eine verborgene Botschaft haben, die mir in Zeiten völliger Verzweiflung helfen kann. Sie muss sehr kurz sein, damit sie unter dem Diamanten des Rings verborgen werden kann.“

All die Weisen, all die großen Gelehrten hätten lange Abhandlungen darüber schreiben können. Aber ihm eine Botschaft zu geben, die nur zwei oder drei Worte enthielt und ihm in Zeiten größter Verzweiflung helfen würde ... Sie dachten nach, sie schauten in ihre Bücher, aber sie konnten nichts finden. Der König hatte einen alten Diener, der ihm fast wie ein Vater war. Er war schon der Diener seines Vaters gewesen. Die Mutter des Königs war früh gestorben, und dieser Diener hatte sich um ihn gekümmert. Deshalb wurde er nicht wie ein

---

[1] Diese Geschichte habe ich von folgendem Blog übernommen: http://lebenunderkenntnis.blogspot.com/2009/06/zitat-sufi-heschichte.html.

Diener behandelt, und der König hatte großen Respekt vor ihm.

Der alte Mann sagte: „Ich bin kein Weiser, bin nicht gebildet und nicht gelehrt, aber ich kenne die Botschaft. Es gibt nämlich nur eine Botschaft. Diese Männer können sie dir nicht geben. Nur ein Mystiker, jemand, der sich selbst erkannt hat, kann sie dir geben.

Während meines langen Lebens im Palast bin ich allen möglichen Menschen begegnet, darunter einmal einem Mystiker. Er war bei deinem Vater zu Gast, und ich wurde ihm als Diener zugeteilt. Als er abreiste, gab er mir als Geste des Danks für meine Dienste diese Botschaft ..." Und er schrieb sie auf einen kleinen Zettel, faltete ihn zusammen und sagte zum König: „Lies sie nicht jetzt. Halte sie in deinem Ring verborgen und öffne sie erst, wenn alles gescheitert ist, wenn es keinen Ausweg mehr gibt."

Diese Zeit sollte bald kommen. Das Land wurde überfallen, und der König verlor sein Reich. Er musste auf seinem Pferd fliehen, um sein Leben zu retten, und die feindlichen Reiter verfolgten ihn. Er war allein; sie waren in der Überzahl. Er kam an einen Ort, wo er anhalten musste, weil der Weg zu Ende war – er stand an einer Klippe über einem tiefen Abgrund. Dort hinunterzufallen, wäre das Ende gewesen. Er konnte nicht zurück, weil dort die Feinde waren, und er hörte bereits die Hufe ihrer Pferde. Er konnte nicht vorwärtsgehen, und es gab keinen anderen Weg.

Plötzlich erinnerte er sich an den Ring. Er öffnete ihn, nahm den Zettel heraus, und darauf stand eine kurze

Botschaft von sehr wertvoller Bedeutung. Sie hieß: „Auch dies wird vorübergehen." Während er den Satz las, wurde er ganz still. „Auch dies wird vorübergehen." Und es ging vorüber. Alles geht vorbei. Nichts ist beständig in dieser Welt. Die Feinde, die ihn verfolgt hatten, hatten sich wohl im Wald verlaufen, hatten wohl einen falschen Weg eingeschlagen. Nach einer Weile konnte er die Laute ihrer Hufe nicht mehr hören.

Der König verspürte große Dankbarkeit gegenüber seinem Diener und jenem unbekannten Mystiker. Diese Worte hatten wie ein Wunder gewirkt. Er faltete den Zettel wieder zusammen, steckte ihn zurück in den Ring. Er sammelte seine Truppen wieder um sich und eroberte sein Reich zurück. Und der Tag, an dem er siegreich wieder in seine Hauptstadt einzog, wurde in der ganzen Stadt großartig gefeiert, mit Musik und Tanz. Er war sehr stolz auf sich selbst.

Der alte Mann ging neben seinem Wagen her. Er sagte: „Auch jetzt ist es wieder der richtige Moment. Schau die Botschaft noch einmal an." „Was meinst du damit?", sagte der König. „Jetzt bin ich siegreich. Das Volk feiert mich. Ich bin nicht verzweifelt; ich bin in keiner ausweglosen Situation."

„Hör mir zu", sagte der alte Mann. „Das hat mir der Heilige damals gesagt: Diese Botschaft ist nicht nur für Zeiten der Verzweiflung; sie ist auch für Zeiten der Freude. Sie gilt nicht nur, wenn du Verlierer bist. Sie gilt auch, wenn du Sieger bist; nicht, nur wenn du der Letzte bist, sondern, auch wenn du der Erste bist."

Der König öffnete seinen Ring und las die Botschaft:

„Auch dies wird vorübergehen." Und plötzlich überkam ihn derselbe Frieden, dieselbe Stille – mitten in der Menge, die jubilierte, feierte und tanzte. Sein Stolz, sein Ego waren verflogen. Alles geht vorüber.

Er bat seinen alten Diener, in seinen Wagen zu kommen und neben ihm zu sitzen. Er fragte ihn: „Gibt es noch etwas? Alles geht vorüber ... Deine Botschaft hat mir ungemein geholfen." Der alte Mann sagte: „Das Dritte, was mir der Weise damals sagte, war: Vergiss nicht, dass alles vorübergeht. Nur du bleibst, du bleibst ewig als Zeuge.'"

Eine schöne und berührende Geschichte, nicht wahr? Alles ist vergänglich. Alles kommt und vergeht. Wir werden geboren, wir leben, wir sterben. Genauso ist es mit unseren Ängsten. Sie sind vergänglich. Sogar eine Angst selbst ändert sich ständig. Wenn du das nächste Mal ängstlich bist, versuche sie zu spüren, spüre wie sie sich verändert. Alles verändert sich, in jeder Sekunde. Genau jetzt, in diesem Moment, veränderst du dich: Blut wird durch deine Adern gepumpt, Zellen sterben ab, werden durch neue ersetzt, die Luft und das Wasser in deinem Körper verändern sich, deine Gedanken und Gefühle wandeln sich usw. In der nächsten Sekunde bist du schon verändert. Warum ist es wichtig, dass wir uns unserer Vergänglichkeit bewusst werden?

- Unser Leben ist kurz. Jede Minute, jede Sekunde kommen wir unserem Tod näher, wir wissen nicht, wann wir sterben. Vielleicht ist es morgen schon vorbei. Wenn wir uns bewusst werden, wie kurz unser Leben ist, dass wir jederzeit sterben können, wertschätzen wir unser Leben mehr. Verschwenden wir unser Leben nicht mit Ängstlichkeit. Packen wir den Stier bei den Hörnern! Lasst uns leben – jetzt!

Stell dir vor, du liegst auf deinem Sterbebett. Du wirst bald sterben und schaust auf dein Leben zurück. War es ein gutes Leben? Warst du mutig und hast es genossen? Oder hast du dein Leben verschwendet mit Sorgen und Ängsten, die ohnehin nicht eingetroffen sind? Welchen Tipp würde dein zukünftiges Selbst dir geben?

- Gefühle sind ebenfalls vergänglich: Gerade Leute, die unter Panik leiden, haben oft Angst, dass sie nie aufhört. Natürlich ist das nicht wahr. Panik ist ein Überlebensprogramm des Körpers, um uns vor Gefahren zu bewahren. Springt ein Tiger aus dem Gebüsch, so werden alle Energien des Körpers aktiviert, damit wir um unser Leben laufen können. Panik dauert zwischen 5 und 30 Minuten. Sie ist also von recht kurzer Dauer.

„Wenn wir dann alt sind und unsere Tage knapp — und das wird sowieso passieren — dann erst werden wir kapieren, wir hatten nie was zu verlieren, denn das Leben, das wir führen wollen, das könn' wir selber wählen."

– Julia Engelmann

Welches Mindset gefällt dir am besten? Ich schlage vor, dass du erst einmal eins auswählst. Später kannst du auch gerne zwei oder alle drei gleichzeitig anwenden.

3 Methoden, ein Mindset zu integrieren

Das waren drei sehr effektive Mindsets. Wie können wir diese nun praktisch umsetzen?

Aktionsplan

Ziel: Integration von Mindsets

Technik

Dazu gibt es drei Möglichkeiten:

1. Kraft-Person: Diese Übung ist sehr stark. Sie vertieft das Mindset und versetzt dich in einen kraftvollen Zustand. Du hast diese Technik weiter oben kennengelernt.

2. Drei Beispiele: Finde am Abend drei Beispiele für das Mindset. Je intensiver und lebendiger du die Situationen empfindest, desto besser ist es.

Alex hat buschige, dunkle Augenbrauen und eine tiefe, angenehme Stimme. Er arbeitet als Immobilienmakler. Im Job ist er erfolgreich, da er sehr vertrauenswürdig wirkt und seine Stimme ist eine große Hilfe. Trotzdem er sich eigentlich nicht beklagen kann, fühlt er sich seit ein paar Monaten müde und antriebslos. Er hat keine rechte Lust mehr, zur Arbeit zu gehen. „Mein Leben ist eine Tretmühle – ich mache jeden Tag das gleiche", beklagt er sich. Wir einigten uns, dass er das Mindset „Das Universum ist freundlich" anwendet. Die Beispiele sollte er schriftlich festhalten. Noch am selben Abend schreibt Alex: „1. Beispiel: Meine Antriebslosigkeit zeigt mir, dass ich etwas in meinem Leben ändern soll. Ich sollte meine Aufmerksamkeit mehr auf das Schöne und Positive richten. 2. Beispiel: Meine Arbeit ist gar nicht so schlecht! Heute hatte ich so ein nettes Ehepaar. Wir verstanden uns gut, erzählten und lachten. Ich konnte ihnen eine schöne, recht günstige Wohnung verkaufen. Ich fühlte mich lebendig! 3. Beispiel: Auf dem Weg nach Hause bemerkte ich wie schön der Sonnenuntergang war. Anstatt einfach weiterzufahren, hielt ich an und betrachtete diese schöne Szenerie. Es hat mein Herz berührt." Alex depressive Verstimmung löste sich nach kurzer Zeit auf.

3. Affirmationen: Du kannst dir zu jedem Mindset eine Affirmation erstellen. Bspw. zum Wachstums-Mindset:

„Ich umarme Herausforderungen. Ich bin persistent. Ich sehe Anstrengung als den Weg zur Meisterschaft. Ich lerne von Kritik und Fehlschlägen."

Für das zweite Mindset kannst du bspw. formulieren:

„Das Universum ist freundlich. Alles, was passiert hat einen positiven Zweck. Ich sehe in allem das Gute und Positive."

Zum dritten Mindset passt:

„Alles ist vergänglich. Auch negative Dinge gehen vorüber. Mein Leben ist kurz und ich nutze und genieße jede Minute und halte mich nicht mit Sorgen und Ängsten auf."

Das sind nur Beispiele. Wichtig ist, dass die Affirmation sich gut für dich anfühlt. Die Affirmationen kannst du morgens und abends aufsagen. Du kannst sie auch bei entsprechenden Gelegenheiten benutzen. Wenn du dich also gerade entmutigt oder ängstlich fühlst.

Call to Action

Suche dir eine Methode aus. Du kannst dabei bleiben oder später, wenn du etwas Erfahrung damit hast, zwei oder gar alle drei Methoden gleichzeitig praktizieren. Zum Beispiel machst du morgens die Übung „Kraft-Person", abends machst du „Drei Beispiele". Zwischendurch, wenn du etwas Ermutigung brauchst, praktizierst du Affirmationen.

Tipp: Es gibt tolle YouTube-Videos, die sehr motivierend sind: Gib einfach die Begriffe „Motivation" und „Video" ins Suchfeld ein und dir werden viele tolle Videos angezeigt. Eine wahre Fundgrube! Ich bin Fan der folgenden Youtube-Videos: http://bit.ly/1r0EUff oder http://bit.ly/2G33Z9J. Wenn du gut Englisch verstehst, empfehle ich dir dieses Video: http://bit.ly/2Fj77kB. Es ist wirklich kraftvoll. Mich persönlich hat der bekannte Auftritt von Julia Engelmann sehr berührt und motiviert: http://bit.ly/K9tqbk.

Diesen vergessenen Faktor musst du beachten, wenn du deine Ängste loswerden möchtest

„Nicht den Tod sollte man fürchten, sondern dass man

nie beginnen wird, zu leben." – Marcus Aurelius

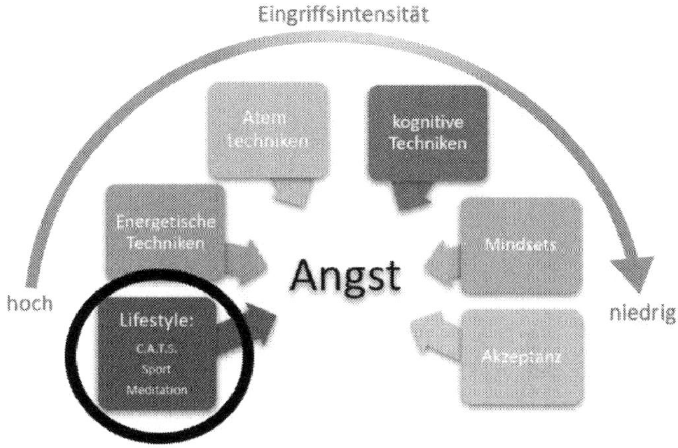

In diesem Kapitel ...

- Sport
- Meditation
- C.A.T.S.

Eine weitere wichtige Einflussgröße auf Angst ist der allgemeine Lifestyle.

Dieser Faktor wird in den allermeisten Ratgebern völlig vernachlässigt. Leute, die unter Ängsten leiden, haben oft ein leicht erregbares Nervensystem. Deswegen sollte man schauen, dass wir ein gutes Leben führen. Was ist damit gemeint? Deine allgemeine Lebensweise kann Ängste fördern. Wenn du viel Stress hast, zu wenig schläfst oder ständig Party machst. All das kann die Anfälligkeit für Ängste fördern. Besonders Stress begünstigt Ängste. Wenn du wissen möchtest, wie du möglichst einfach Stress reduzieren kannst, so empfehle ich dir meine Bücher: Stress ist eine Entscheidung und Stress ist eine Illusion. Auch ein guter, erholsamer Schlaf ist wichtig. Achte darauf, dass du zwischen 7 und 8 Stunden schläfst.

In diesem Abschnitt habe ich drei besonders wichtige Faktoren unserer Lebensweise gewählt: Sport, Meditation und C.A.T.S. Sport und Meditation bekämpfen nachweislich hervorragend Ängste. Sie wirken darüber hinaus gegen Stress und Depressionen. Bei C.A.T.S. geht es um andere Faktoren, die Ängste fördern. Ich habe einige Fälle erlebt, wo Ängste ganz einfach verschwanden, indem die Personen darauf achteten C.A.T.S. zu vermeiden.

Sport

Es gibt Tausende von Studien, die die positiven, gesundheitlichen Wirkungen von Sport nachgewiesen haben. Weniger bekannt ist, dass Sport auch positive Effekte auf unsere Zufriedenheit hat. Nach *Hefferon*[1], einer Professorin für Psychologie an der Londoner Universität, hat Sport folgende positive psychische Wirkungen:

- Ängste, Depressionen und Stressempfinden nehmen ab
- die allgemeine Leistungsfähigkeit steigt, besonders bei Kindern und älteren Menschen.

---

[1] Hefferon (2013): *Positive psychology and the body: The somatopsychic side to flourishing.*

- Konzentration und Aufmerksamkeit werden verbessert
- das Demenzrisiko sinkt
- das eigene Körperbild verbessert sich.

Daneben haben Sport und Bewegung noch unzählige positive Wirkungen auf unseren Körper, wie beispielsweise: Das Risiko an Krankheiten, wie Krebs, Diabetes oder Alzheimer zu erkranken, wird verringert. Fett wird abgebaut, der Bluthochdruck wird gesenkt, Knochen werden aufgebaut.[1]

Erstaunlich, oder? Nun stellt sich die Frage: Wie viel Sport sollte ich treiben, damit es optimal gegen Angst wirkt? Um es möglichst einfach zu machen, empfehle ich: Mache mindestens fünfmal pro Woche für drei Wochen mindestens 5.000 Schritte. Genau, spazieren gehen oder Walken wirkt hervorragend gegen Ängste. Das Gute: Gehen kann so gut wie jeder.

Für 5.000 Schritte brauchst du ca. 30 Minuten, aber du kannst es auf den Tag verteilen. Und ja, auch der Weg vom Auto zum Supermarkt zählt mit. Jeder Weg, den du zu Fuß machst, zählt. Du kannst dir dazu eine App herunterladen. Ich selbst benutze die App "Schrittzähler – Gratis Pedometer & Kalorienzähler" und habe gute Erfahrungen gemacht.

Es gibt viele kostenlose Schrittzähler. Du kannst auch gerne einen anderen Ausprobieren. Wichtig ist, dass die Schritte recht genau gezählt werden. Wenn du mehr

---

[1] Quelle: http://bit.ly/2qhsOoU.

über Sport und glücklich sein wissen möchtest, dann empfehle ich dir das Buch Wetten, ich kann Sie glücklich machen! Dort schlage das Kapitel *Glücksfundament #2* nach.

Call to Action

Fange gleich morgen an, 5.000 Schritte zu tun. Am besten in der freien Natur. Du wirst sehen, wie gut dir das tut. Regen oder Kälte sind keine Ausreden – die entsprechende Kleidung wird es dir ermöglichen, trotzdem zu gehen.

Bodyscan: die optimale Meditation für Ängstliche

Eine weitere Methode ist Meditation. Sie hat unglaublich viele positive Effekte. Gerade in jüngerer Zeit wurden dazu sehr viele Studien veröffentlicht. Wenn du mehr über die Vorteile der Meditation wissen möchtest, schaue dir diesen Artikel an: http://detlefbeeker.de/warum-du-unbedingt-meditieren-solltest/. Es ist wissenschaftlich erwiesen, dass Meditation ein wunderbares Mittel gegen Ängste ist.

Es gibt viele Studien, die nachweisen, dass Meditation gut gegen Ängste hilft. Aber eine Studie fand ich besonders verblüffend: Forscher fanden heraus: Meditation reduziert die Größe der Amygdala. Diese ist das Angst- und Stresszentrum des Gehirns. Ist das nicht erstaunlich? Meditation verändert sichtbar unser Gehirn! Das bedeutet, wir reagieren nicht mehr so angstvoll auf Situationen. Unsere Gedanken sind positiver (https://bit.ly/2eiqkOh).

Es gibt viele unterschiedliche Arten von Meditationen. Atem-Meditation, formlose Meditation, analytische Meditation, Mantra-Meditation und viele mehr. Leute, die unter Ängsten leiden, haben oft viele Gedanken. Es ist für solche Menschen nicht einfach, ganz still und nur mit sich selbst zu sein, da schnell negative Gedanken und Gefühle auftauchen. Dies muss man bei der Wahl der Meditation beachten. Hier ist der Bodyscan optimal:

- Der Bodyscan beschäftigt den Geist sehr da wir dabei mit unserer Aufmerksamkeit durch den ganzen Körper gehen. Wir fangen mit den Zehen des linken Fuß an, dann den Spann, die Ferse usw. In dieser Weise richten wir unsere Aufmerksamkeit nacheinander auf unseren gesamten Körper. Wir scannen also unseren Körper. Da hat der aktive Verstand des Ängstlichen keine Chance, negative Gedanken auszubrüten.
- Sorgen-Macher und Angst-Haber sind häufig angespannt. Wir ziehen unsere Schultern hoch und spannen unsere Muskeln an. Beim Bodyscan entspannen wir automatisch, wenn wir unsere Aufmerksamkeit auf ein bestimmtes Körperteil richten. Du kannst es jetzt ruhig ausprobieren: richte deine Aufmerksamkeit auf einen Körperteil der gerade angespannt ist. Automatisch wirst du diesen Körperteilen entspannen. Aus diesen beiden Gründen wirkt der Bodyscan sehr beruhigend und angstlösend.
- Aus einer energetischen Perspektive kommt ein weiterer Vorteil hinzu: Wir regen damit unsere

Lebensenergie an und beseitigen energetische Blockaden. Warum? Wenn wir beispielsweise intensiv in unseren linken Fuß fühlen, bemerken wir ein vibrieren und kribbeln. Das ist unsere Lebensenergie. Aus vielen Energielehren, wie beispielsweise dem Yoga, kennen wir die Weisheit: Die Energie folgt der Aufmerksamkeit. Wenn wir also während des Body Scan unsere Aufmerksamkeit auf unsere Lebensenergie richten, so nimmt diese zu. Dies ist aus energetischer oder yogischer Sicht ein großer Vorteil des Bodyscans.

„Die Energie folgt der Aufmerksamkeit."

Was ist der Bodyscan?

Der Bodyscan ist eine großartige Meditationsform. Ihre Ursprünge stammen aus dem Buddhismus und Hinduismus.

Der Bodyscan ist vor allem bekannt geworden durch John Kabat-Zinn. Er ist emeritierter Professor an der University of Massachusetts Medical School in Worcester.

Er hat das berühmte MBSR (Mindfulness Based Stress Reduction) entworfen. Dies ist ein achtwöchiges Meditations-Programm. Der Bodyscan ist ein zentraler Bestandteil. Dieses Programm ist ungeheuer wirksam gegen Stress und Ängste und wurde in vielen Studien untersucht.

Es gibt verschiedene Varianten des Bodyscans: Das Yoga-Nidra ist sehr bekannt. Dies wird auch als Schlaf-Yoga bezeichnet. Die Vorgehensweise ist ähnlich wie beim Bodyscan. Es gibt allerdings Unterschiede, zum Beispiel wird am Anfang des Yoga-Nidra ein Sankalpa festgelegt. Das ist eine Vision, ein Ziel, die der Praktizierende mehrmals innerlich affirmiert. Allerdings ist Yoga Nidra ein eigenständiges und umfassendes System, während der Bodyscan nur eine Technik ist.

Es gibt aber auch entfernte westliche Verwandte, wie das autogene Training und die progressive Muskelrelaxation. Beim autogenen Training wird mit Suggestionen und Visualisierung der ganze Körper nacheinander in Entspannung versetzt. Bei der progressiven Muskelrelaxation spannt der Übende zum Beispiel den rechten Arm an und entspannt in dann. Dann folgt der linke, so wird der ganze Körper erst an-dann entspannt. Dadurch kann tatsächlich eine tiefe Entspannung des Körpers erreicht werden.

Der Bodyscan ist gerade für Anfänger hervorragend geeignet. Er wirkt deswegen so entspannend, da wir unsere Aufmerksamkeit auf verschiedene Stellen unseres Körpers richten. Werden unsere Gedanken reduziert, werden automatisch Anspannungen im Körper losgelassen. Da diese Meditationsform im **Liegen** gemacht wird, ist sie auch optimal geeignet bei Schlafstörungen.

Vorzüge

Der Bodyscan hat viele wissenschaftlich gesicherte Vorteile, wie seine Variationen der Bodyscan und Yoga-Nidra. Gegenüber einer normalen Meditation, die im

Sitzen durchgeführt wird, ist der Bodyscan müheloser, da er im Liegen praktiziert wird. Darüber hinaus hat der Bodyscan unter anderem folgende Vorzüge:

- Stressabbau
- Ängste und Depressionen werden reduziert
- Das Immunsystem wird verbessert
- Die Schlafqualität wird erhöht
- Schmerzen werden reduziert.

O. K., genug der Vorrede. Im Folgenden wird genau beschrieben, wie du den Bodyscan anwendest:

Aktionsplan

Ziel: Entspannung

Technik

Vorbereitung:

- Lege dich auf den Rücken, wenn du magst, kannst du ein Kissen unter deinen Kopf und deine Knie legen. Falls du Schmerzen dabei hast, kannst du den Bodyscan auch auf der Seite liegend durchführen oder im Sitzen. Erlaube deinen Augen, sich zu schließen.
- Nimm nun 3 tiefe Atemzüge in den Bauch.

Kerntechnik: Im Bodyscan gehst du von Körperteil zu Körperteil. Bei jedem machst du drei Schritte. Nehmen wir als Beispiel den linken großen Zeh:

1. Spüre deine Lebensenergie im großen Zeh. Die

Lebensenergie äußert sich durch feine Vibrationen und kribbeln. Diese sind wirklich sehr subtil. Wenn du nichts spürst, so ist das gar kein Problem: Spüre einfach so gut es geht in deinen großen Zeh hinein. Je öfters du den Bodyscan praktizierst, desto leichter fällt es dir, deine Lebensenergie im großen linken Zeh (und anderen Körperteilen) zu spüren.

2. Atme in dasjenige Körperteil ein- und aus: Du atmest durch deine Nase ein und stellst dir vor, wie dein Atem durch den ganzen Körper in das Körperteil fließt. Beim linken großen Zeh imaginierst du also wie dein Atem durch deinen Körper, das linke Bein in deinen Zeh fließt. Dann atmest du vom linken Zeh ausgehend durch dein linkes Bein, durch deinen Körper aus deiner Nase oder Mund aus.

Diese zwei Schritte praktizierst du mit jedem Körperteil. Du wanderst dabei mit deiner Aufmerksamkeit durch deinen ganzen Körper und wendest die zwei Schritte an. Du startest mit dem großen linken Zeh. Dann folgen:

4 linke Zehen (außer dem großen Zeh)

linker Fuß

linker Unterschenkel

linkes Knie

linker Oberschenkel

rechter großer Zeh

4 rechte Zehen (außer dem großen Zeh)

rechter Unterschenkel

rechtes Knie

rechter Oberschenkel

Hüfte und Becken

unterer Rücken

Bauch und Organe

oberer Rücken

Brustkorb

linke und rechte Finger und Daumen (gleichzeitig)

linke und rechte Hand

linker und rechter Unterarm

linker und rechter Ellbogen

linker und rechter Oberarm

Schulter, Nacken und Hals

das Gesicht, Kopf und Scheitel

Abschluss:

- Bleibe ein paar Minuten liegen. Spüre die Entspannung, das Wohlgefühl und die Stille.
- Komme nun ins Hier und Jetzt. Recke und strecke dich und öffne deine Augen.

Wie oft? Wie lange? Diese Meditation dauert etwa 30 Minuten. Du solltest sie mindestens dreimal pro Woche machen. Täglich ist besser.

Tipps & Tricks

- **Gesprochene Anleitung**: Ich selbst habe den Bodyscan mit einer gesprochenen Anleitung gelernt. Ich fand das sehr angenehm und entspannend. Deswegen habe ich für dich einen Bodyscan als Audio-Meditation aufgenommen. Du findest sie unter https://detlefbeeker.de/body-scan/.
- **Einschlafen**: Den Bodyscan kannst du hervorragend zum Einschlafen benutzen. Er wird ja ohnehin schon im Liegen praktiziert. Mir passiert es häufig, dass ich dabei einschlafe, allerdings ohne, dass ich es beabsichtige.
- **Anfang**: Diese Meditation ist gerade für den Anfang sehr geeignet, da sie entspannend ist, aber der Geist nicht zu sehr sich selbst überlassen wird. Es ist also nicht leicht, in unselige Geschichten abzudriften.
- **Meditation hat unglaublich viele positive Effekte.** Es ist ein Alleskönner: Du bist ruhiger, Stress wird abgebaut, Ängste werden reduziert und Depressionen ebenso. Aber auch dein Körper verjüngt sich und dein Immunsystem wird gestärkt.
- **Oft höre ich**: „Meditation ist nichts für mich. Ich bin zu unruhig." Ganz ehrlich? Jeder ist anfangs unruhig in der Meditation. Das ist ganz normal. Und gerade dann, wenn es uns schwer fällt, sollten wir die Meditation machen. Das ist in etwa so, als wenn ein Couch-Potato sagt: „Joggen ist nichts für mich. Das ist viel zu anstrengend."

Wenn es sehr anstrengend ist, so ist der Couch-Potato außer Form und sollte erst recht joggen. Genauso ist es mit der Meditation. Je unruhiger unser Geist ist, desto eher sollten wir meditieren.

- **Gedanken**: Wenn du abschweifst, so ist das völlig normal. Obwohl ich schon viele Jahre meditiere, geschieht mir das noch immer. Kehre zur Anleitung des Bodyscans und der Wahrnehmung unseres Körpers zurück.
- **Es gibt keine gute oder schlechte Meditation.** Wir bewerten die Meditation nicht. Wir urteilen schon zur Genüge im Alltag. Meditation ist eine Insel der Nicht-Bewertung. Wenn du der Meditationsanweisung folgst, dann ist es automatisch eine gute Meditation. Auch wenn du viel in Gedanken bist, kein Problem. Das passiert.
- **Wichtig**: Bleibe dabei. Breche den Bodyscan nicht zwischendurch ab. Wir sind es gewohnt, vor unseren Gedanken und negativen Gefühlen zu fliehen. Wir wollen sie nicht wahrhaben. In der Meditation lernen wir, uns unseren Gedanken und Gefühlen zu stellen. Wenn Angst auftaucht, bleiben wir trotzdem in der Meditation. Die Angst wird dann wieder vergehen. Wir erfahren also, dass negative Gedanken und Gefühle kommen und gehen.

Meditation ist sozusagen ein geschützter Raum. Auch in der Meditation können Ängste auftauchen. Da wir achtsam sind, können wir anders als sonst reagieren. Wir haben unsere gewohnheitsmäßigen Reaktionen auf Angst. Normalerweise lassen wir uns in unsere Angstgeschichte ziehen.

„Gestern hat mein Chef mich so komisch angesehen. Seit der Fusion fühle ich mich nicht mehr sicher", beklagt sich Alfred. „Will er mich versetzen? Oder denkt er daran, mich zu entlassen? Ich bin schon 51 Jahre, ich würde nie wieder eine andere Stelle finden. Er will mich bestimmt entlassen. Oh Gott! Dann kriege ich Hartz 4 und lande später in der Gosse!" Bei diesen Gedanken war es verständlich, dass er intensive Angst verspürte.

So sieht es aus, wenn wir uns auf die Angstgeschichte einlassen. In der Meditation gehen wir anders damit um: Sobald der erste angstvolle Gedanke auftaucht bemerken wir ihn, da wir achtsam sind. Wir kehren einfach zu Anleitung und der Wahrnehmung unseres Körpers zurück. Dadurch wird die Angst im Ansatz erstickt. Der entscheidende Punkt ist, dass wir uns nicht auf die Angstgeschichte einlassen. Je mehr wir dies in der Meditation trainieren, desto einfach wird uns dies im Alltag fallen.

Call to Action

Du liest gerade diese Zeilen. Wie wäre es, wenn du jetzt meditierst? Verliere keine Zeit: Lies dir die Anleitung zur Meditation nochmals durch, lege das Buch nieder und meditiere 5 Minuten. Wenn du es gemacht hast, lobe dich dafür. Klopfe dir selbst auf die Schulter: „Gut gemacht!"

„Beherzt ist nicht, wer keine Angst

kennt, beherzt ist, wer die Angst kennt und sie überwindet."
– Khalil Gibran

Wenn du Sport und Meditation in dein Leben bringst, wird das positive Effekte auf vielen Ebenen haben.

C.A.T.S

Ob du es glaubst oder nicht, auch Nahrungsmittel verursachen Ängste und sogar Panik. Von einigen Nahrungsmitteln ist bekannt, dass sie Angst und Panik fördern. Trotzdem solltest du genau hinschauen, wann genau Angst und Panik bei dir auftreten und ob dies durch Nahrungsmittel verursacht sein kann.

Roger hatte einen empfindlichen Magen. Wenn er beispielsweise zu viel Fett aß, lag es ihm schwer im Magen. Wenn er Fettiges kurz vorm Schlafengehen aß, führte das bei ihm zu Panik in der Nacht. Er wachte dann auf, sein Herz raste und er hatte Panik. Zum Glück konnte er diese Panik einfach verhindern, indem er nichts Fettiges mehr vor dem zu Bett gehen aß.

Einige Nahrungsmittel fördern unsere Ängstlichkeit. Es ist eine hervorragende Idee, deren Aufnahme zu reduzieren oder ganz sein zu lassen. Sie werden als C.A.T.S. (Coffein Alcohol Tabacco Sweetener) bezeichnet:[1]

---

[1] Wehrenberg (2008): *The 10 best-ever anxiety management techniques : understanding how your brain makes you anxious and what you can do to change it.*

- **Koffein**: Wenn du unter Ängstlichkeit leidest, vermeide Koffein. Schon kleine Dosen können Angst und sogar Panik verursachen. Studien konnten feststellen, dass Panik durch Koffein entstehen kann. Dies ist von der genetischen Disposition abhängig.[1] Menschen die unter Sorgen und Ängsten leiden, sind häufig physisch angespannt, es wird durch Koffein noch verstärkt. Die Anspannung wird größer und somit auch Sorgen und Angst. Ganz allgemein gesprochen kann Koffein jede Form von Angst verstärken. Sogar kleinste Dosen sind dazu fähig. Untersuche deswegen, was du an Koffein zu dir nimmst: Kaffee, Energy-Drinks, Tee und Schokolade. Ja, du liest richtig. Sogar Schokolade enthält kleine Mengen an Koffein.
- **Alkohol**: Viele Menschen nutzen Alkohol, um zu entspannen. Als kurzfristigen Effekt wirkt Alkohol tatsächlich angstlindernd. Und entspannend. Ein paar Bier vorm Zubettgehen fördern das Einschlafen. In Phasen dauerhaften Stresses, wie eine sehr kranke Person zu begleiten, greifen Menschen oft dauerhaft zu Alkohol. Das Problem: Alkohol lässt das Nervensystem in einem erregten Zustand. Trinkst du also Alkohol vorm Zubettgehen, schläfst du schneller ein. Du wirst aber nach ein paar Stunden wieder wach und

---

[1] Alsene / Deckert / Sand / de Wit, H. (2003): *Association between A2a receptor gene polymorphisms and caffeine-induced anxiety*. Neuropsychopharmacology, 28(9).

kannst nicht mehr einschlafen. Das ist der Alkohol. Aufgrund seines Effektes auf das Nervensystem ist Alkohol angst fördernd. Untersuche also, ob dein Alkoholkonsum eventuell mit Ängsten, die du hast, zusammenhängen kann. Ganz allgemein ist es eine gute Idee, deinen Alkoholkonsum zu reduzieren.

- **Tabak**: Rauchen hat bekanntermaßen sehr viele Nachteile für die Gesundheit. Trotzdem wird das Rauchen als entspannend empfunden: Man legt eine kleine Raucherpause ein. Dieses kleine Ritual ist entspannend. Man zieht sich aus dem Alltagsstress zurück und genießt eine achtsame Pause. Dies liegt aber nicht am Rauchen selbst, sondern an dem daran hängenden Ritual. Trotzdem kann Tabakkonsum Ängste verursachen. Es kann sein, dass wenn du nur eine Zigarette rauchst, dies kein Problem darstellt, aber ab der Dritten wird es problematisch. Schau dir also genauer an, ob in deinem Leben ein Zusammenhang zwischen Ängsten und Rauchen bestehen könnte.
- **Süßstoffe und Zucker**: Auch Zucker kann Ängste hervorrufen, genauso wie künstlicher Süßstoff. Nicht jeder ist anfällig dafür. Überprüfe dies für dich selbst. Wann bist du ängstlich und hast du davor Zucker oder Süßstoff konsumiert?

So, das waren die üblichen Verdächtigen. Allerdings können auch andere Nahrungsmittel Ängste, Sorgen und Panik verursachen. Hier hilft es, achtsam zu sein.

Der folgende Call to Action wird dir dabei helfen.

Call to Action

Am besten führst du ein paar Tage lang **Tagebuch**. Schreibe genau auf, wann Ängste bei dir auftreten, und was du davor zu dir genommen hast. Wenn du einen Zusammenhang findest, umso besser! Denn das ist die einfachste Lösung, um Ängste und Panik zu reduzieren.

Warnung: Deine Gedanken sind möglicherweise gefährlich

„Die einzigen wirklichen Feinde des Menschen sind seine eigenen negativen Gedanken." – Albert Einstein

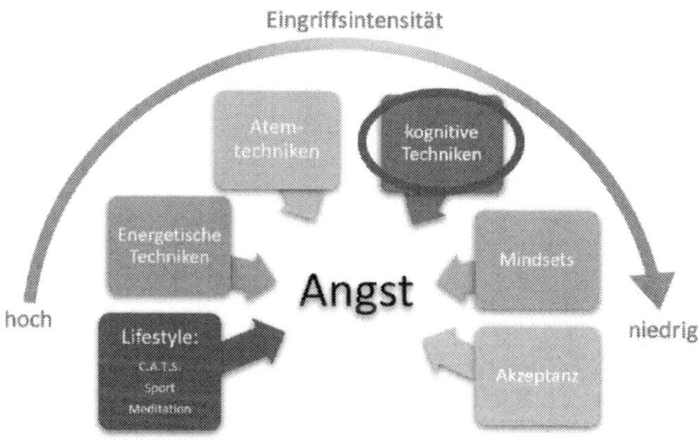

In diesem Kapitel ...

- Die Löschtaste
- Die Sedona-Methode
- The Work Plus

Ängstliche Gedanken führen zu Angst. Dazu muss ich etwas ausholen: Die meisten gehen davon aus, dass Ereignisse unsere Gefühle auslösen. Ich habe den Job nicht bekommen und bin deswegen enttäuscht. Mein Chef hat mich kritisiert, deswegen bin ich verletzt und ärgerlich. Mein Freund hat mich betrogen, also bin ich verletzt und wütend. Diese Liste können wir unendlich fortsetzen. Ist es aber wirklich so? Die klare Antwort ist: Nein! Es sind die Gedanken, die wir zu einem bestimmten Ereignis haben, die unsere Gefühle triggern.

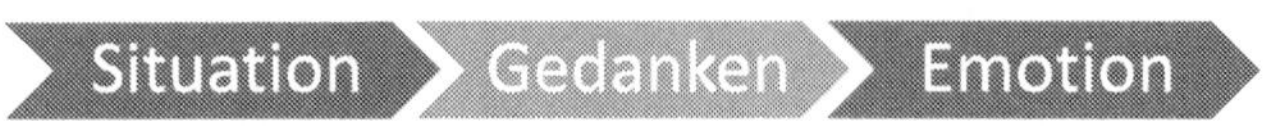

Die Abbildung zeigt diese Kausalkette:

- Zuerst haben wir die auslösende Situation. Beispielsweise unser Chef kritisiert uns.
- Nun kommen unsere Gedanken und Einstellungen zu dieser auslösenden Situation. Wir denken: „Mein Chef ist so ein Arsch! Ich hab‘ doch alles gut gemacht! Warum kritisiert er mich? Er kann mich nicht leiden! Das ist so unfair! Ich werde es hier nie zu etwas bringen.“ Solche negativen Gedanken führen zu negativen Gefühlen.
- Letzter Schritt in der Kausalkette ist die Emotion. Wir haben negative Gedanken und es entsteht ein Gefühl des Ärgers oder der Frustration.

Schon vor 2000 Jahren erkannte der ehemalige Sklave und große Philosoph *Epiktet*:

„Es sind nicht die Dinge selbst, die

uns beunruhigen, sondern die Vorstellungen und Meinungen von den Dingen." – Epiktet

---

Epiktet wurde 50 n. Chr. geboren. Er war Sklave in Rom. Das Leben als Sklave war sehr unsicher: Er musste ständig befürchten geschlagen oder sogar getötet zu werden. So ließ sein Herr ihm das Bein zertrümmern. Seitdem hinkte *Epiktet*. Ein solches Leben ertragen zu können, war eine Herausforderung. Zum Glück hatte *Epiktet,* als er noch Sklave war, Zugang zu den *stoischen* Lehren. Der Stoizismus ist eine Philosophierichtung und bekannt dafür, dass seine Philosophen jederzeit gelassen sind. So erkannte *Epiktet*, dass er auch als Sklave glücklich sein könne, da nicht die Ereignisse selbst ihn leiden ließen, sondern seine Einstellungen und Glaubenssätze dazu. Später wurde *Epiktet* freigelassen und gründete eine eigene Philosophenschule. Er gilt als einer der größten und einflussreichsten Stoiker.

Ist das gut oder schlecht? Es ist großartig! Es bedeutet, dass du unabhängig von den äußeren Ereignissen bist. Falls du deine Arbeit verlierst, kannst du trotzdem glücklich sein. Macht dein Partner mit dir Schluss, kannst du gleichwohl zufrieden sein. Du musst nur deine Einstellungen und Gedanken ändern. Dies ist viel leichter, als die Ereignisse zu ändern. Es ist sehr schwierig, deinen Partner dazu zu bewegen, eure Beziehung fortzusetzen. Deine Einstellung dazu zu ändern, ist dagegen leicht. Dies ist die Grundlage der *kognitiven Verhaltenstherapie (CBT)*. Sie ist eine sehr wirkungsvolle Therapieform:

„Die kognitive Verhaltenstherapie ist die zeit- und kosteneffektivste Psychotherapie gegen Depressionen und Ängste."
Dr. Andrew Weil

Was hat das alles mit Angst zu tun? Sie wird durch angstvolle Gedanken ausgelöst. Deswegen stelle ich dir in diesem Kapitel Techniken vor, die deine Gedanken ändern und somit deine Angst abbauen.

Verlässt uns beispielsweise unser Partner, so denken wir: „Ich werde nie wieder eine Partnerin finden. Ich werde einsam sein und keine Freunde haben. Irgendwann sterbe ich allein und erst nach drei Wochen findet der Vermieter meine Leiche." Bei solchen Gedanken entstehen Ängste. Das nennen die Psychologen katastrophiesieren. Ändern wir unsere Gedanken, sodass sie rationaler sind, so wird die Angst verschwinden.

Ich stelle dir drei sehr effektive Methoden gegen Ängste vor. Die *Löschtaste* ist eine Gedanken-Stopp-Technik. Sie ist einfach und sehr wirkungsvoll. Danach lernst du die *Sedona*-Methode kennen. Sie ist bestechend einfach und hat schon hunderttausenden Menschen geholfen. *The Work Plus* ist die nächste Methode. Hierbei wird untersucht, ob deine Gedanken wirklich wahr sind. Diese Methode habe ich um ein wirkungsvolles Element speziell für Ängste erweitert.

Die Löschtaste

Ängste entstehen durch angstvolle Gedanken. Wenn wir

unsere Gedanken stoppen, stoppen wir auch unsere Angst. Das ist die Idee von Gedanken-Stopp-Techniken. In der einfachsten Version sagen wir innerlich zu uns selbst: "Stopp!" Ich stelle dir eine verbesserte Version vor. Hierbei werden die Gedanken nicht nur gestoppt, sondern es werden gute Gefühle erzeugt. Das ist die Königsklasse der Gedankenstopp-Techniken. Die Löschtaste hat also eine doppelt so starke Wirkung gegen Ängste wie die klassische Gedanken-Stopp-Technik.

Aktionsplan

Ziel: Gedankenstopp und Entspannung

Technik

1. Stelle dir auf der Mitte deiner Brust oder in deiner Handfläche eine Taste vor, die das Denken einfach abschaltet.
2. Atme nun dreimal tief in deinen Bauch ein und aus. Zähle die Atemzüge und stelle dir dabei je eine andere Farbe vor.
3. Drücke jetzt auf die Taste und stelle dir vor, dass sich dein Geist völlig leert. Mache dabei mit einer Hand eine Bewegung, so als ob du tatsächlich auf eine Taste drücken würdest.
4. Richte deine Aufmerksamkeit auf die nächsten beiden Atemzüge und bringe deine

Aufmerksamkeit sanft in den gegenwärtigen Moment zurück.

Wie oft? Wie lange? Führe diese Übung jedes Mal aus, wenn negative Gedanken oder Gefühle aufsteigen.

Tipps & Tricks:

- **Persistenz**: Einen Haken gibt es doch: Diese Übung ist kein Quick-Fix. Deine Ängste haben sich über viele Jahre aufgebaut, da lassen sie sich nicht in ein paar Tagen ausmerzen. Das heißt, du musst die Übung immer und immer wieder konsequent und über einen längeren Zeitraum anwenden. Das ist der Schlüssel zum Erfolg. Praktiziere die Technik so lange bis die Ängste weg sind oder deutlich nachgelassen haben, sodass du sie akzeptieren kannst. Dies kann nur eine Woche dauern, aber wenn du Pech hast dauert es mehrere Wochen. Lass dich nicht entmutigen – bleib dran! Der Erfolg ist dir sicher.
- Achtsamkeit: Um die negativen Gedanken und Gefühle zu bemerken, ist es gut, wenn du aufmerksam bist. Achte auf dich und deine Gedanken- und Gefühlswelt.
- Babygefühle: Versuche die negativen Gedanken oder Gefühle möglichst am Anfang ihres Entstehens zu bemerken. Je kleiner die Gedanken und Gefühle sind, desto leichter können wir sie bekämpfen.
- Gedankenstopp-Turbo: Gegenüber der klassischen Gedankenstopp-Übung ist diese

verbesserte Version wesentlich wirkungsvoller. Bei der klassischen Gedankenstopp-Übung denkt man einfach das Wort „Stopp“. Bei der „Löschtaste“ achten wir auf unseren Atem, stellen uns Farben vor und visualisieren eine Löschtaste. Zusätzlich führen wir eine kleine Bewegung aus: Wir drücken tatsächlich die Löschtaste. Dies alles zusammengenommen macht die enorme Wirkung aus.

Joanna macht sich häufig Sorgen. Sie ist Ende 30, hochgewachsen und hat dunkles Haar. Joanna arbeitet als Krankenschwester in einer städtischen Klinik. Dort herrscht momentan Hochbetrieb, es ist Winter. Alle Mitarbeiter des Krankenhauses sind noch mehr gestresst als sonst. „Wann sind die Feiertage endlich vorbei?“, seufzt Joanna: „Ich schlafe schon schlecht, vor lauter Stress.“ „Du hast recht“, bestätigt ihre Kollegin, ich zähle die Sekunden bis Feierabend.“ Der erhöhte Stress führt bei Joanna dazu, dass sie sich noch mehr Sorgen als sonst macht. Ihre Gedanken kreisen und kreisen: „Hoffentlich verliere ich meinen Job nicht! Es gibt Gerüchte, dass das Krankenhaus kein Geld mehr hat. Ach, ich schlafe so schlecht, ich werde sicherlich depressiv!“ In einem Coaching stellte ich ihr die Löschtaste vor. „Hilft das wirklich?“, fragt sie. „Probiere es aus, du wirst überrascht sein, wie gut die Technik wirkt!“, entgegnete ich überzeugt. „Schaden kanns nicht, ich werde die Technik ausprobieren“, meinte Joanna skeptisch. Gesagt, getan. Sie wendete konsequent bei jedem negativen Gedanken oder Gefühl, welches sie bemerkte, die Löschtaste an. Natürlich gingen ihr auch Gefühle durch. Nach einer Woche ging es ihr deutlich besser. „Mir geht es so viel besser!“, strahlte sie: „Nicht nur, dass ich weniger Sorgen habe, sondern ich habe bessere Laune als vorher. Es kommt mir fast wie eine Mini-Meditation vor.“

Hat die Technik dir gefallen? Das Gute: Sie stoppt nicht nur deine Gedanken, sondern beschert dir zusätzlich gute Gefühle.

Call to Action

Wende die Technik für die nächste Stunde bei jedem negativen Gedanken und unangenehmen Gefühl an. Nach der Stunde ziehe Resümee. Wie fühlst du dich? Wie oft hast du die Technik angewendet? Sagt dir die Technik zu?

Ressourcen

Die Technik ist im Buch „Mystisch cool“ von Don Joseph Goewey beschrieben. Ich mag das Buch sehr, da es viele tolle Techniken enthält.

Die Sedona-Methode: Loslassen leicht gemacht

Diese Technik hat schon hunderttausenden Menschen geholfen. Wir hören oft, dass wir loslassen sollen. Aber wie geht das genau? Wie lässt man los? Wenn das so einfach wäre, so hätten wir schon längst alles Negative losgelassen. Hier kommt die Sedona-Methode ins Spiel. Sie wurde im Bestseller-Buch die „Sedona Methode“

von Hale Dwoskin vorgestellt. Der hat sie wiederum von seinem Lehrer Lester Levenson übernommen. Es ist eine Technik, die es dir ermöglicht loszulassen. Die Technik ist einfach und sehr effektiv. Du kannst sie anwenden bei allem, was du loslassen möchtest, wie negative Gedanken und Gefühle. Und sie wirkt natürlich auch bei Ängsten.

Aktionsplan

Ziel: negative Gedanken und Ängste loslassen

Technik

Stelle dir folgende vier Fragen:

1. Könnte ich dieses Gefühl in diesem Moment akzeptieren?
2. Könnte ich dieses Gefühl jetzt loslassen, nur für diesen Moment?
3. Würde ich dieses Gefühl loslassen?
4. Wann?

Wie lange? Wie oft? Du kannst diese Technik jederzeit anwenden, wenn negative Gedanken oder Gefühle auftauchen. Es ist also eine Zwischendurch-Technik. Du kannst sie allerdings auch in einer stillen Minute als

Prophylaxe anwenden. Horche nach jeder Runde in dich hinein, ob du das Gefühl oder die Gedanken schon losgelassen hast. Falls nicht, mache weiter.

Tipps & Tricks:

- **Von Herzen**: Beantworte jede Frage aus deinem Herzen. Denke nicht zu lange nach. Deine Antwort ist erstaunlicherweise gar nicht so wichtig. Du kannst nichts falsch machen.
- **Wiederholung**: Wiederhole die Fragen! Du kannst die Fragen so lange wiederholen, bis du das Gefühl tatsächlich losgelassen hast. Manchmal wirken die vier Fragen schon beim ersten Mal. Meine Erfahrung ist allerdings, dass ich die vier Fragen mehrmals und je nach Intensität des Gefühls sogar oft wiederholen muss. Das macht aber nichts. Ich verwende meistens die Kurzform (siehe unten).
- **Es gibt keine falsche Antwort**: Du kannst die Fragen ganz frei beantworten. Ich möchte dich nicht beeinflussen, aber die erste Frage bejahe ich, während ich die zweite verneine. Die Dritte bejahe ich wieder und bei der Vierten ...siehe unten.
- **Laut oder lautlos**: Du kannst diese Technik in Gedanken machen oder auch laut. Laut wirkt es ein bisschen besser.

- **Jetzt!** Die Standardantwort auf Frage vier „wann?“ ist „jetzt!“. Du kannst „jetzt" energisch sagen oder sogar richtig laut. Es soll dich selbst überzeugen.
- **Es wirkt sogar ohne Antwort**: Du musst übrigens die Frage nicht beantworten. Die Fragen wirken auch so. Wenn du aber Zeit hast, dann empfehle ich, sie zu beantworten.
- **Kurzform**: Du kannst die ganze Technik auch als Kurzform machen. Lass dann die erste Frage weg, und frage dich:

  1. Könnte ich das Gefühl loslassen?
  2. Würde ich?
  3. Wann?

  Man hat nicht immer genügend Zeit. Wenn dies der Fall ist oder auch schon sehr mit dem Prozess vertraut bist, kannst du diese Kurzform durchführen. Du stellst nur diese 3 Fragen – es ist nicht nötig zu antworten.

Alles klar so weit? Im Folgenden gehe ich noch tiefer in die Fragen und deren Wirkungsweise ein:

Erklärungen zu den Fragen

Kann ich dieses Gefühl in diesem Moment akzeptieren?

Akzeptanz ist immer eine gute Idee. Wenn wir gegen eine Angst oder Sorge ankämpfen, so wird sie stärker. Akzeptieren bedeutet, dass wir dem Gefühl Raum geben. Das ist nicht immer leicht, besonders wenn das Gefühl unangenehm ist. Wenn ich Angst habe, so möchte ich, dass die Angst weggeht. Die Angst auch noch einzuladen, sieht nach keiner guten Idee aus. In der Frage geht es zum Glück nur um das Akzeptieren für einen kurzen Moment. Das kriegen wir hin, oder? Bei mir ist es so, dass ich diese Frage immer mit „ja“ beantworte. Denn tatsächlich kann ich jedes Gefühl für einen kurzen Moment akzeptieren. Dadurch werden Emotionen sogleich etwas weicher und lassen ein klein wenig nach.

Könnte ich dieses Gefühl jetzt loslassen?

Wie bei allen Fragen sollten wir aus unserem Herzen heraus antworten. Nur nicht zu lange nachdenken. Mit dem Loslassen ist es nicht immer so einfach. Manchmal kann ich eine Emotion leicht loslassen, manchmal nicht. Alles ist völlig o. k. – jede Antwort ist in Ordnung. Trotzdem funktioniert diese Frage. Unserem System wird der Impuls gegeben loszulassen. Das wirkt ganz subtil.

Würde ich dieses Gefühl loslassen?

Tja, was kann man da schon antworten? Natürlich möchte ich dieses Gefühl loslassen. Diese Frage verstärkt den Impuls, der durch die vorhergehende Frage gesetzt wurde.

Wann?

Ich beantworte diese Frage jedes Mal mit einem energischen „jetzt!". Dies ist der eigentliche Zweck dieser Frage. Wir werden ins Hier und Jetzt zurückgeholt.

Die zwei Möglichkeiten, die Sedona-Methode anzuwenden

Die Sedona-Methode ist flexibel. Wir können sie entweder akut oder vorbeugend einsetzen:

1. Aktuelle negative Gedanken und Gefühle loslassen.

Jedes Mal, wenn eine Sorge / Angst oder ein negativer Gedanke auftaucht, können wir die Sedona-Methode einsetzen. Angenommen du hast Angst vor Plätzen und nährst dich einem. Du spürst deine Angst auftauchen. Dies ist der perfekte Moment, die Sedona-Methode anzuwenden. Benutze dazu am besten die Kurzform: „Könnte ich die Angst loslassen? Würde ich? Wann?" Dies kannst du in Gedanken machen. Du wirst sehen, dass deine Angst schnell nachlässt. Drehe ruhig einige Runden mit der Sedona-Methode, bis sich deine Angst völlig gelegt hat.

2. Vorbeugend Emotionen loslassen.

Paula hat Flugangst. In zwei Wochen möchte sie nach Dubai fliegen. Dies ist ein sechs-Stunden-Flug. Ich riet Paula, die Sedona-Methode anzuwenden. Sie stellte sich die Situation detailliert vor, Angst kam hoch. Paula wendete die Sedona-Methode an. Sie brauchte mehrere Runden, bis die Angst nachließ. In den folgenden Wochen praktizierte Paula täglich Sedona. Dadurch war ihre Flugangst schließlich einer leichten Unruhe gewichen, die Paula gut ertragen konnte.

Du kannst die Sedona-Methode auch schriftlich anwenden. Das bedeutet, du nimmst dir eine Sorge oder Angst und schreibst die entsprechenden Glaubenssätze und Aussagen, die du dazu hast, auf. Zu jeder einzelnen Aussage wende die Sedona-Methode an, und zwar so lange, bis du die Sorgen oder Ängste losgelassen hast. Du wirst erstaunt sein, wie gut diese Methode funktioniert.

Wenn du vorbeugend arbeitest, empfehle ich die Sedona-Methode schriftlich anzuwenden. Ergänzend kannst du die Methode zu anderen Gelegenheiten anwenden. Zum Beispiel, wenn du mit dem Auto zur Arbeit fährst: Währenddessen kannst du einfach mit den vier Fragen deine Themen bearbeiten. So nutzt du gleichzeitig die Fahrt zur Arbeit.

Carsten fand die Sedona-Methode praktisch. Er hatte eine lange Fahrt zur Arbeit. Die nutze er, um Themen zu bearbeiten. Er machte dies laut: „Könnte ich meine

Angst vor Panik akzeptieren? Ja! Könnte ich sie loslassen? Nein! Würde ich? Ja! Wann? Jetzt!" Er machte die Technik sehr engagiert: Er ballte seine Fäuste, redete laut und bestimmt. Er wiederholte die Fragen viele Male, bis er eine Verbesserung spürte. Bei hartnäckigen Themen, wie seiner Angst vor Panik, musste er mehr Runden drehen, als bei leichteren. „Die Technik wirkt toll!", erörterte er mir, „aber es ist manchmal so, besonders bei schwierigen Themen, dass ich am nächsten Tag wieder von vorne anfangen muss. Gestern habe ich die ganze Rückfahrt lang mein Angst-vor Panik-Thema bearbeitet. Ich fühlte, dass die Angst abnahm. Das fühlte sich toll an. Heute war die Angst wieder stärker und ich musste Sedona viele Male praktizieren." „War die Angst genauso stark, wie gestern, als du anfingst?", fragte ich. „Nein, sie war schwächer, aber immer noch stärker, im Vergleich zu der Intensität als ich gestern aufhörte", antwortete Carsten. „Das ist gar nicht schlimm und passiert gerade bei hartnäckigen Themen. Die kommen gerne mal wieder. Hier heißt die Devise: Durchhalten. Es wird von Mal zu Mal besser, und bald ist die Angst ganz weg." Tatsächlich kam es so, Carsten konnte sich von seiner Angst vor der Panik befreien.

Die Sedona-Methode wirkt meistens rasch, aber bei besonders hartnäckigen Themen braucht sie etwas länger. Die Methode ist kein Quick-Fix, aber sie ist sehr kraftvoll und kann dich von deinen Ängsten befreien.

Call to Action

Die Sedona-Methode hat einen riesen Vorteil: Du kannst sie jederzeit benutzen. Wende die Sedona-Methode für eine Woche in Leerzeiten an. Du stehst in einer Schlange und hast nichts zu tun? Praktiziere Sedona! Du fährst Auto? Praktiziere Sedona. Du machst einen Spaziergang? Eine hervorragende Gelegenheit, um Sedona anzuwenden. Erstelle dir eine Liste, welche Themen du bearbeiten möchtest. Trage sie bei dir, damit du jederzeit ein Thema hast. Du kannst jedes beliebige Thema bearbeiten: deine Angst vor Panik, deine Sorgen um deinen Arbeitsplatz, die Wut gegenüber deinem Partner, dein Verlangen nach Süßem usw.

Ressourcen

Sehr gut und knapp ist die Sedona-Methode in „30 Minuten gegen Ärger und Frustration" von Moritz Börner erklärt. Das Grundlagenwerk ist „Die Sedona-Methode: Wie Sie sich von emotionalem Ballast befreien und Ihre Wünsche verwirklichen 5 einfache Schritte" von Hale Dwoskin. Bist du ein Fan von Videos? Hier ein Link zu einem YouTube-Video: https://www.youtube.com/watch?v=rSh9dKkKlu4.

The Work Plus

The Work ist von Byron Katie entwickelt worden. Sie litt unter schweren Ängsten und Depressionen, sodass sie ihr Bett kaum verlassen konnte. Ihren eigenen Angaben zufolge hatte sie ein Erleuchtungserlebnis, welches sie vollkommen von Ängsten und Depressionen befreite. Um anderen Menschen inneren Frieden zu schenken, entwickelte sie The Work.

Diese Methode ist unglaublich wirkungsvoll. Schon nach der ersten Anwendung wirst du einen Unterschied merken.

Ich habe dieser Methode ein Element hinzugefügt. Dadurch lässt es sich besser für Ängste handhaben.

Aktionsplan

Ziel: Negative Gedanken und Ängste auflösen

Technik

1. Schritt: Der erste Schritt besteht darin, dass wir herausfinden, was unsere Glaubenssätze und negative Gedanken zu der jeweiligen Situation sind.

Sorgen und Ängste beziehen sich auf die Zukunft. Wir fürchten, dass in Zukunft etwas schiefgehen wird. Bei Ängsten und Panik sind oft die folgenden Glaubenssätze im Spiel:

- **Wahrscheinlichkeitsüberschätzung**: Das Eintreten von negativen Ereignissen wird völlig überschätzt. Paula hat Flugangst. Die Wahrscheinlichkeit, dass gerade ihr Flugzeug abstürzt, ist extrem gering. Paula allerdings geht von einer wesentlich höheren Wahrscheinlichkeit aus. Dadurch erst entsteht ihre Flugangst.

Fred hat Angst, seine Arbeit zu verlieren. Er hatte seine beiden vorhergehenden Stellen verloren und hat diese Angst entwickelt. Tatsächlich drohte ihm keine Gefahr. Ich riet ihm, mit The Work seine Ängste zu bearbeiten. Er hatte den Glaubenssatz: „Ich werde meinen Job verlieren. Das ist furchtbar." Bei der ersten Frage von The Work konnte Fred sehen, dass er nicht wissen konnte, ob er seinen Job verlieren würde. Das half ihm zwar, aber nicht vollständig. Ich empfahl ihm die Wahrscheinlichkeit, dass er gekündigt würde, einzuschätzen. Dazu sollte er folgendes kleine Formular[1] ausfüllen:

<table>
<tr><td colspan="4">Was ist das negative Ereignis von dem ich vorhersage, dass es passieren wird?</td><td colspan="6">"Ich werde meine Arbeit verlieren"</td></tr>
<tr><td colspan="10">In der Realität: Wie wahrscheinlich ist es, dass dieses negative Ereignis eintreffen wird?</td></tr>
<tr><td>1</td><td>2</td><td>3 (angekreuzt)</td><td>4</td><td>5</td><td>6</td><td>7</td><td>8</td><td>9</td><td>10</td></tr>
<tr><td colspan="2">Absolut unwahrscheinlich</td><td colspan="2">sehr unwahrscheinlich</td><td colspan="2">ca. 50% Eintritts-wahrscheinlichkeit</td><td colspan="2">sehr wahrscheinlich</td><td colspan="2">fast sicher</td></tr>
</table>

Fred kreuzte das Kästchen "3" an. Es ist wichtig, dass wir dieses Formular schriftlich ausfüllen und nicht nur im Kopf machen. Fred konnte

---

[1] Dieses Formular habe ich aus dem Buch *Cognitive Behavioural Therapy Workbook For Dummies* entnommen.

dadurch visuell erkennen, dass die Wahrscheinlichkeit sehr gering war. Dies hat ihm sehr viel Erleichterung verschafft.

Bei Ängsten kann dieses Formular sehr hilfreich sein. Wichtig ist, dass du's tatsächlich schriftlich machst. Das wirkt immer stärker, als wenn du es dir nur im Kopf klarmachst.

- **Katastrophisierung**: Wir malen uns in unserer Fantasie die Zukunft wesentlich schlimmer aus, als sie tatsächlich sein wird. Kevin hatte große Verlustangst. Er stellte sich vor, wenn ihn seine Freundin Lisa verlassen würde, dass er nie wieder eine andere Freundin finden und einsam, verlassen und traurig sterben würde.

  Leute, die unter Panik leiden haben oft die Katastrophenvorstellung, dass die Panik nie aufhören wird. Natürlich ist das nicht so. Panik geht vorbei. Im Durchschnitt dauert Panik nicht länger als 20 Minuten.
- **Unangenehm vs. schlimm**: Unsere Bewertung der Situation ist wichtig. Sie beeinflusst, wie wir diese Situation erleben und welche Gefühle auftreten. Menschen, die unter Ängsten leiden, neigen dazu, Situationen schnell als schlimm wahrzunehmen.

  Stefan litt unter Ängsten. Körperlich machten sie sich vor allem im Solarplexus bemerkbar. Wir sprachen über das Unangenehm-Mindset. "Wie wäre es, wenn du deine Angst als unangenehm einstuft?", forderte ich ihn heraus. Er entgegnete:

„Wie, du weißt doch gar nicht wie das ist. Ich fühle mich schrecklich. Besonders in der Magengrube entsteht ein ganz unangenehmes Gefühl." „Schrecklich ist es, Krebs zu kriegen, gefoltert zu werden. Ist es wirklich so schlimm, ein unangenehmes Gefühl in der Magengrube zu haben? Sie ist ein Handteller großer Bereich deines Körpers. Ist er wirklich so wichtig? Entscheide dich dafür, zu sagen, deine Angst ist unangenehm." Stefan wurde nachdenklich: „Ja, hast recht, ich werde es versuchen." In der nächsten Woche hatte sich sein Leiden schon wesentlich verringert. „Meine Angst ist einfach nur unangenehm! Ich bin so froh!", verkündete er.

In Wahrheit sind die meisten Ereignisse und Gefühle einfach nur unangenehm. Angst ist unangenehm, aber nicht wirklich schlimm. Sogar Panik ist unangenehm, aber ist sie wirklich schlimm? Ein Bein bei einem Autounfall zu verlieren, ist schlimm. Panik dauert nur wenige Minuten, es ist eine Empfindung. Ist sie wirklich schlimm? Wenn wir uns schulen, Ereignisse einfach nur als unangenehm zu einzustufen, können wir entspannter mit ihnen umgehen.

Ein Freund von mir ist Experte in Kampftechniken. Er bietet Selbstverteidigungskurse an. Er hat bei der Bundeswehr gearbeitet, und unter extremen Bedingungen gelebt. Er ist Fallschirm gesprungen, hat Survival-Trainings gemacht und war Kampftaucher. Zusätzlich ist er in vielen

> *Kampftechniken ausgebildet, und hat Vollkontakt geboxt. Er ist also ein harter Kerl. Ich erlebe ihn stets gelassen. Er meinte: „Ich habe so viele wirklich lebensbedrohliche Situationen erlebt, dass mich Alltagssachen, wie Zuspätkommen oder sogar wenn ich meine Arbeit verliere, überhaupt nicht aus der Ruhe bringen. Ich weiß, es ist unwichtig." Hat er nicht recht?*

Dies waren ein paar Anregungen, die dir dabei helfen werden, deine Glaubenssätze oder Gedanken zu finden. Die Faustregel ist: "Je intensiver die Angst, desto heißer die Gedanken." Hast du also stärkere Ängste, werden deine Gedanken ebenfalls stark sein.

Kurt hatte Angst seine Arbeit zu verlieren. Dies beschäftigte ihn sehr. Er dachte sich: „Mein Chef feuert mich! Die werden mich herauswerfen. In meinem Alter werde ich keine Arbeit mehr finden. Ich werde meine Wohnung verlieren und auf der Straße landen." Tatsächlich bestand keine reale Bedrohung für Kurt. Er überschätzte die Wahrscheinlichkeit, dass dieses negative Ereignis eintrat. Danach katastrophisierte er. Warum sollte er keine neue Arbeit mehr finden? Dass er auf der Straße landen würde, ist ebenfalls eine Katastrophisierung.

2. Schritt – Detektiv: Wir spielen nun Detektiv und wollen herausfinden, ob unsere Fragen tatsächlich wahr sind. Oftmals gehen wir automatisch davon aus, dass unsere Gedanken wahr sind. Dadurch entsteht viel Leid. Deswegen ist es wichtig, folgende Haltung zu haben:

"Jeder Gedanke ist eine These."

Diese Haltung, nimmt dem Gedanken die Kraft. Wir sind nun dazu da, zu beweisen, ob der Gedanke wahr oder falsch ist.

Wir stellen zu jedem dieser Aussagen vier Fragen und machen eine Umkehrung. Das hört sich auf den ersten Blick nach viel Arbeit an. Ist es aber nicht. Häufig reicht es aus, zwei oder drei Aussagen intensiv zu bearbeiten. Der Rest ergibt sich von selbst.

Nehmen wir die Aussage von Kurt: *„Mein Chef feuert mich!"* Die erste Frage, die wir uns dazu stellen, lautet:

1. Ist das wahr? Dabei gehen wir in uns und antworten aus unserem Herzen. D. h. wir geben nicht eine schnelle Verstandesantwort, sondern wir lassen diese Frage auf uns wirken.

Kurt antwortete: „Natürlich ist das wahr!“ Jede Antwort ist richtig. Hier geht es nicht darum, zu zensieren oder die richtige Antwort zu finden.

2. Kannst du wirklich hundertprozentig wissen, dass es wahr ist? Du hast recht, es ist noch mal die gleiche Frage. Das liegt daran, dass wir dazu tendieren, die erste Frage zu schnell zu beantworten.

Die zweite Frage ließ Kurt mehr auf sich wirken. Er meinte: „Nun, eigentlich kann ich es nicht wirklich wissen. Meine Firma steht gut da, seit langer Zeit wurde keiner mehr entlassen. Außerdem mache ich gute Arbeit. Es gibt also keinen Grund, dass ich gefeuert werde.“

Als alternative Frage kannst du auch fragen: **Wo ist der Beweis?**

Interessant ist, den **schlimmsten Fall** zu analysieren: Wäre es tatsächlich so schlimm, wenn Kurt arbeitslos werden, keine Stelle mehr finden und seine Wohnung verlieren würde? Das ist der schlimmste Fall. Kurt würde nicht auf der Straße landen, denn er hat Freunde. Er würde dann für eine kurze Zeit bei Freunden unterkommen und sich währenddessen eine neue Wohnung suchen. Klar ist das alles nicht angenehm. Arbeitslos zu sein ist nicht angenehm. Man muss sehr mit seinem Geld wirtschaften. Das bedeutet aber nicht automatisch, dass man unglücklich ist. Es gibt viele Leute, die wenig Geld haben, aber zufrieden sind. Es gibt ebenso Leute, die sehr reich und unzufrieden sind.

Wenn wir uns den schlimmsten Fall anschauen, und herausfinden, dass es gar nicht so schlimm ist, kann uns das sehr viel inneren Frieden geben.

Bei den ersten beiden Fragen geht es darum, unsere negativen Gedanken etwas aufzuweichen. Aus negativen Gedanken müssen nicht unbedingt negative Gefühle entstehen. Nur wenn wir negativen Gedanken glauben, gewinnen sie an Kraft und negative Gefühle entstehen. Wenn ich denke, ich werde an Krebs sterben, aber ich glaube nicht daran, so hat der Gedanke keinerlei Bedeutung. Indem wir fragen: "Ist dieser Gedanke wirklich wahr?" bekunden wir Zweifel an der Wahrheit. Vielleicht ist dieser Gedanke gar nicht wahr. Wenn wir dem negativen Gedanken nicht glauben, richtet er auch keinen Schaden an. Unter uns: Die meisten negativen Gedanken sind nicht wahr. Wenn du The Work öfters machst, wirst du höchstwahrscheinlich ebenfalls zu dieser Folgerung kommen.

„Wenn wir negativen Gedanken nicht glauben, richten sie keinen Schaden an."

3. Wie reagiere ich auf diesen Gedanken? Was fühlen und wie handeln wir, wenn wir diesen Gedanken denken?

Bezogen auf unser Beispiel: „Wie reagiert Kurt auf den Gedanken, dass er seine Stelle verlieren wird?" Damit sind Gefühle und Handlungen gemeint. Kurt hat Ängste. Er ist innerlich unruhig und stresst sich in seinem Job.

4. Was wäre ich ohne diesen Gedanken? Ich bin ein großer Fan der Harry Potter Filme. Kennst du die Szene, in der *Dumbledore* mit seinem Zauberstab einen Gedanken aus seinem Kopf zieht? Genauso ist es hier: Stell dir vor, du könntest diesen Gedanken nicht denken. Was wäre dann?

Kurt antwortet so: „Ich wäre in meinem Job wesentlich entspannter. Ich würde einfach meine Arbeit tun. Auch insgesamt wäre ich weniger unruhig und ängstlich, und könnte mein Leben mehr genießen."

Die vierte Frage führt geradewegs zu der Erkenntnis, dass nicht die tatsächlichen Ereignisse uns leiten, sondern unsere Gedanken dazu. Dies ist eine wunderbare Erkenntnis.

"Nicht das was passiert, lässt uns schlecht fühlen, sondern unsere Einstellungen und Gedanken

dazu."

Die Umkehrung

Mithilfe der ersten beiden Fragen können wir erkennen, dass unsere negativen Gedanken nicht wahr sind. Fragen drei und vier führen uns zu der Erkenntnis, dass nicht die Situation, sondern unsere negativen Gedanken dazu, uns schlecht fühlen lassen. Die Umkehrung setzt noch einen darauf: Unsere negativen Gedanken werden hier umgekehrt. Wir erkennen, dass das Gegenteil unserer negativen Gedanken wahr ist. Schauen wir uns das anhand des Beispiels von Kurt an. Es gibt mehrere Möglichkeiten der Umkehrung:

1. Ist das Gegenteil wahrer?

Das Gegenteil ist wahrer: " Mein Chef feuert mich nicht!" Stimmt das? Ja! Es ist viel wahrscheinlicher, dass Kurt seinen Job behalten wird. Es gibt keinen Grund, ihn zu feuern.

2. Sich selbst einsetzen:

Anstatt zu sagen „Mein Chef feuert mich!" Lautet die Umkehrung: „Ich feuere mich!" Bei der Umkehrung frage dich immer, ob sie wahrer ist als die ursprüngliche Aussage. Im übertragenen Sinne feuert sich Kurt selbst. Warum? Weil er sich in Gedanken schon tausende Male selbst gefeuert hat. Insofern stimmt diese Umkehrung ebenfalls. Lasse die jeweilige Umkehrung auf dich wirken und bestimme dann, ob sie passt.

3. "Mein Denken" einsetzen:

Hier lautet die Umkehrung: „Mein Denken feuert mich!" In diesem Fall ist das ähnlich, wie die vorhergehende Umkehrung. Ist diese Umkehrung wahrer als die ursprüngliche Aussage? Ja! In Gedanken wurde Kurt schon oft gefeuert. Also ist diese Umkehrung wahrer als der ursprüngliche Gedanke.

4. Vertauschung:

Die Umkehrung lautet: „Kurt feuert seinen Chef!" Ist das wahrer als die ursprüngliche Aussage? Diese Umkehrung ist schon schwieriger. Sie passt eher nicht.

Man muss nicht immer alle vier Umkehrungen durchführen. Es reicht, wenn wir eine finden, die uns wahrer erscheint, als die ursprüngliche Aussage. Die Umkehrung sollte uns berühren und uns klarmachen, wie einseitig wir die Situation beurteilt haben. Sie sollte einen Aha-Effekt auslösen.

3. Schritt - Affirmationen: Dies ist das "Plus" bei The Work Plus. Dieser Schritt ist von mir speziell für die Arbeit mit Ängsten entwickelt worden. Bei Ängsten und Panik ist es gut, schnell wirkende Mittel, wie Affirmationen zu haben. The Work passt hervorragend zu Affirmationen, da wir durch die intensive Beschäftigung mit unseren Gedanken genau herausfinden können, was die Gegengedanken sind, die uns Entspannung bringen.

In diesem Schritt finden wir Affirmation. Affirmation sind Sätze, die dich beruhigen oder dir Kraft geben. Du kannst sie auf alle möglichen Ebenen und Lebensbereiche anwenden. Sie geben deinem Verstand eine positive Richtung. Statt negativer Selbstgespräche, führst du nun positive Selbstgespräche, die dich aufbauen und bestärken. Wenn du bspw. Flugangst hast, so kannst du affirmieren: "Wenn ich fliege, bin ich sicher und geborgen."

Wenn du deine Affirmationen aufstellst, solltest du folgende Punkte beachten:

1. Affirmationen sollten in der **Gegenwartsform** formuliert sein, zum Beispiel: „Ich bin ruhig und entspannt".

2. Affirmationen sollten **positiv** sein. Also nicht: „Ich bin nicht ängstlich". Besser ist es zu sagen: „Ich bin sicher und völlig entspannt."

3. Affirmationen sollten den **Tatsachen entsprechen**. Affirmationen birgen eine Gefahr in sich, und zwar dass sie das Negative noch verstärken.

Joe war stark übergewichtig. Er überlegte sich die Affirmation: „Ich bin dünn!" Das war einfach nicht wahr und Joe wusste dies natürlich. Jedes Mal, wenn er diese Affirmation praktizierte, erinnerte es ihn daran, dass er übergewichtig war. Diese Affirmation hatte einen ungünstigen Effekt.

Deswegen ist es wichtig, dass eine Affirmation den Tatsachen entspricht. Wenn wir also Angst haben, dass eine Panik nicht mehr weggeht, so können wir realistisch affirmieren: „Angst kommt und geht vorbei." Dies ist eine hilfreiche und glaubhafte Affirmation.

Kurt beispielsweise könnte affirmieren: "Ich werde meinen Job behalten. Ich mache gute Arbeit und es gibt keinen Grund. Außerdem bin ich durch Kündigungsschutz gesichert."

Zweck dieser Affirmationen ist es, den negativen Gedanken entgegenzuwirken. Wenn wir Zeit haben, können wir die vollständige Work machen, haben wir weniger Zeit, sagen wir uns einfach die Affirmation. Das beruhigt uns und die Ängste werden abgebaut. Du kannst die Affirmationen auch prophylaktisch anwenden. Du kannst bspw. morgens deine Affirmationen aufsagen.

Affirmationen können nur aus einem Satz bestehen oder aus einem kleinen Text. Hauptsache, sie wirken.

Wie oft? Wie lange? Arbeite mit den Affirmationen etwa drei Wochen. Schaue dann, ob und wie sie wirken. Gegebenenfalls kannst du die Affirmationen verändern und anpassen.

Tipps & Tricks:

- **Verstärker #1**: Du kannst die Wirkung der Affirmationen erhöhen, indem du sie **aufschreibst**. Nimm dir jeden Morgen einen Stift und ein Blatt Papier zur Hand, und schreibe deine Affirmation auf. Dies wirkt stärker, als wenn du deine Affirmation nur denkst oder aufsagst.
- **Verstärker #2**: Eine andere Möglichkeit, deine Affirmationen zu verstärken, ist es, dich vor einen **Spiegel** zu stellen. Schau dir in die Augen und sage die Affirmation. Die beste Zeit dafür ist morgens.
- **Verstärker #3**: Du kannst den Effekt der Affirmationen verstärken, indem du sie möglichst leidenschaftlich aufsagst. Du kannst deine Fäuste ballen und eine starke Körperhaltung einnehmen.

- Du kannst Affirmationen selbst kreieren. Du kannst aber auch im Internet nach ihnen suchen und dich inspirieren lassen. Eine gute Liste findest du unter folgendem Link: 100 Affirmationen: http://bit.ly/2xUKzQl.
- **Affirmationen bei Ängsten**: Hier sind die Affirmationen dazu gedacht, dass du sie bei Ängsten anwendest. Dadurch wirst du dich schnell beruhigen.
- **Du kannst die Affirmation jederzeit ändern und anpassen**. Spüre in dich hinein, ob die Affirmation für dich in dieser speziellen Situation passt. Eine Affirmation kann noch so schön klingen, es ist nur wichtig, dass sie für dich passt.

Wie oft? Wie lange? Ich empfehle dir, ein **The-Work-Bootcamp** zu machen. Das bedeutet, du wendest The Work täglich schriftlich an, am besten abends. Und das für 3 Wochen. D. h. du setzt dich abends hin und nimmst eine oder mehrere Situationen, die dir negative Gefühle beschert haben. Diese untersuchst du mit The Work. Wichtig: Es sollte schriftlich sein. Das dauert etwa 15 Minuten. Diese Sitzungen machst du täglich für 3 Wochen. Dadurch wirst du dich selbst umprogrammieren. Du lernst Situationen anders zu sehen und zu bewerten. Du wirst immer mehr inneren Frieden erleben. Das Gute: Du brauchst dieses Bootcamp nur einmal in deinem Leben zu machen.

Danach wende The Work immer an, wenn negative Gefühle auftreten. Wenn du schon sehr sicher bist, kannst du es auch im Kopf machen, also nicht schriftlich. Aber das sollte eher eine Ausnahme sein. Ansonsten aber solltest du The Work 1-3-mal pro Woche schriftlich anwenden.

Tipps & Tricks

- **Schriftlich**: The Work ist wirklich eine tolle Methode. Sie führt zu innerem Frieden. Du solltest sie regelmäßig anwenden und wichtig: Es muss schriftlich sein!
- **Fragen frisch beantworten**: Die Fragen sollten nicht mechanisch beantwortet werden. Ich weiß aus eigener Erfahrung: Wenn man mehr Erfahrungen mit The Work hat, tendiert man dazu, die Fragen schnell zu beantworten, da ich die Antworten bereits weiß. Ich weiß meistens, dass der negative Gedanke nicht wahr ist. Und ich weiß, dass der negative Gedanke mich zu den negativen Gefühlen bringt. Trotzdem sollten wir immer frisch, als ob es das erste Mal wäre, die Fragen beantworten.
- **In wessen Macht steht das?** Stelle diese Frage als fünfte Frage! Sie ist sehr wirkungsvoll. Sie gehört zwar nicht zu der ursprünglichen The Work, ist aber eine sinnvolle Ergänzung. Im nachfolgenden Beispiel wird beschrieben, wie du mit dieser Frage umgehst.
- **Drei Beispiele bei der Umkehrung**: Bei der Umkehrung kannst du zusätzlich drei Beispiele finden, die die jeweilige Umkehrung stützen. Dies erhöht den Effekt der Umkehrung.

  Eine Umkehrung war: „Mein Chef feuert mich nicht!" Dafür kann er nun drei Gründe oder

Beispiele finden. Ein Grund wäre: „Ich mache eine gute Arbeit." Zweiter Grund: „Die Firma steht gut da, es gibt keinen Grund mich zu feuern." Dritter Grund: „Ich bin durch Kündigungsschutz gesichert."

Schauen wir uns ein weiteres Beispiel an.

Der negative Gedanke lautet: „Ich werde durch meine Panik sterben."

1. Ist es wahr? Und wo ist der Beweis? Viele Leute leiden unter Panik. Es ist noch nie jemand deshalb gestorben. Das ist auch nicht der Sinn von Panik: Panik soll uns vor gefährlichen Situationen schützen. D. h., wenn ein Tiger aus dem springt und unser Leben bedroht, sollen wir genügend Energie haben, um vor ihm zu fliehen. Das ist Panik. Es ist ein Überlebensprogramm. Also genau das Gegenteil. Wir folgern also: „Es ist nicht wahr."

2. Ist es wirklich wahr? Nein! Wenn wir zu diesem Schluss schon in der ersten Frage kamen, brauchen wir die zweite nicht erneut zu beantworten.

4. Wie reagiere ich auf diesen Gedanken? Wir entwickeln eine Angst vor der Panik. Das macht die Sache eher noch schlimmer. Wir sind unruhig und ängstlich.

5. Wer wäre ich, ohne diesen Gedanken? Ich wäre einfach im Hier und Jetzt. Ich würde mir keine Angst vor der Panik machen. Ich würde jetzt leben. Insgesamt wäre ich entspannter.

Die Umkehrung:

Hier passt am besten die Umkehrung: „Ich werde nicht sterben." Denn dies ist wahrer als die ursprüngliche Aussage. Panik ist ein Überlebens- und kein Sterbeprogramm.

Affirmationen: "Panik ist ein Überlebensprogramm des Körpers. Ich bin noch nicht an meiner Panik gestorben und es ist noch keiner gestorben. Panik dauert nur ein paar Minuten und es passiert eigentlich nichts. Es lohnt nicht, davor Angst zu haben."

Ich hoffe, das Beispiel konnte dir die Methode näher bringen. Es lohnt sich wirklich, diese Methode anzuwenden.

Call to Action

Nimm dir eine Sorge oder Angst und finde die zugrundeliegenden Glaubenssätze heraus. Du solltest für den Anfang ein Gefühl nehmen, welches nur eine leichte Intensität hat, da es sonst zu aufwühlend sein kann. Wende auf diese Glaubenssätze The Work an. Bilde dann eine Affirmation.

Ressourcen

Möchtest du mehr wissen? Folgende Bücher und Links sind wahre Perlen:

- Boerner: *30 Minuten Ärger und Frustration auflösen.* Amazon: http://tinyurl.com/Boerner Dieses Buch ist schnell zu lesen. Es erklärt *The Work* kurz und gut. Ein Beispiel für das vorliegende Buch wurde daraus entnommen.
- In *YouTube* gibt es viele sehenswerte Videos. Ich

empfehle Videos von *Byron Katie* sehr. Sie ist die Gründerin der Methode *The Work*. Wenn du dies anschauen möchtest, kannst du dies beispielsweise unter Byron Katie: http://tinyurl.com/ya8blefg tun. Alle ihre Bücher sind lesenswert und voller Weisheit.

- Ellis (2006): *Training der Gefühle: Wie Sie sich hartnäckig weigern, unglücklich zu sein.* Amazon: http://tinyurl.com/yb9l4rl2
  Dieses Buch ist von Dr. Albert Ellis. Er ist einer der Begründer der kognitiven Verhaltenstherapie. Dieses Buch wird dein Leben verändern. Es ist zwar nicht The Work, aber erklärt ein sehr ähnliches Konzept und zwar das ABCD-Modell.

Das war's zu den kognitiven Techniken. Haben sie dir gefallen? Sie sind wirklich sehr wirkungsvoll und bilden einen wichtigen Bestandteil dieses Buchs.

Audio-Meditation zum Gratis-Download

Du erhältst von mir eine Audio-Meditation als Geschenk, die ich selbst gesprochen habe. Unter diesem Link kannst du sie dir unverbindlich und gratis herunterladen:

https://detlefbeeker.de/body-scan/

3 effektive Anti-Angst-Schalter

„Die Qualität des Atmens bestimmt die Qualität des Lebens.“ – Paracelsius

In diesem Kapitel ...

- Die 4-7-8-Atmung ist erwiesenermaßen stärker als Medikamente zum Angstabbau
- BELL nutzt tiefes atmen, Lächeln und bewusste Körperentspannung
- Die Anti-Panik-Atmung APA) ist die Panzerfaust unter den Atemtechniken.

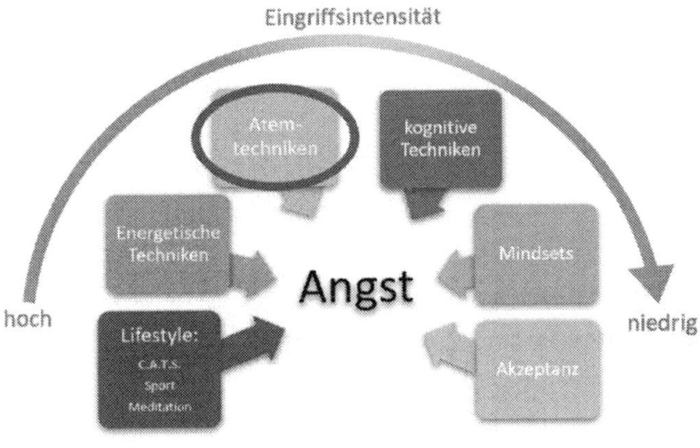

Atemtechniken wirken schnell bei allen Arten von Ängsten. Deswegen habe ich sie *Anti-Angst-Schalter* genannt. Wenn wir Angst haben, uns sorgen oder Panik verspüren, halten wir den Atem an oder atmen flach und schnell. Atmen wir dagegen tief und langsam, wird unserem Gehirn signalisiert, dass keine Gefahr besteht. Angst wird automatisch gelindert. Diesen Mechanismus sollten wir nutzen. In diesem Buch stelle ich dir drei Atemtechniken vor:

- **Die 4-7-8-Atmung**: Sie ist von Dr. Andrew Weil entwickelt worden. Sie ist sehr beruhigend und hat große Bekanntheit erreicht. Es wurde bewiesen, dass sie besser gegen Ängste und Panik wirkt als Medikamente.
- **Die Anti-Panik-Atmung**: Sie baut auf der 4-7-8-Atmung auf, enthält aber noch einige weitere kraftvolle Elemente. Sie ist speziell gegen Panik entwickelt worden. Sie wirkt extrem kraftvoll. Sie muss allerdings trainiert werden, da sie nicht ganz so einfach ist.
- **BELL**: Bei Angst sind wir häufig angespannt. Es ist wichtig, Entspannung zu kultivieren. Dadurch wird automatisch Angst abgebaut. BELL ist einfach anzuwenden und wirkt schnell.

4-7-8 Atmung: Schlafen in 60 Sekunden

„Das stärkste und effektivste Anti-Angst-Mittel, das ich kenne, ist die 4-7-8-Atemtechnik. Ich habe gesehen, wie es bei den extremsten Formen von Panikstörungen funktioniert, wenn die stärksten Medikamente versagten.“ – Dr. Weil

---

Diese Atemtechnik wurde von Dr. Andrew Weil propagiert. Es ist ein großartiges Mittel gegen Ängste und Stress. Täglich ausgeführt, hat diese Atmung weitere positive Effekte, wie eine deutliche Blutdrucksenkung oder Senkung der durchschnittlichen Herzrate. Diese Atemtechnik ist so wirkungsvoll, dass sie sogar besser gegen Ängste und Panik-Attacken wirkt als Medikamente. Diese Atemtechnik ist berühmt dafür, dass man damit sehr effektiv Schlafprobleme bekämpfen kann. Laut Dr. Weil schlafen wir nach nur 60 Sekunden ein, wenn wir diese Technik benutzen. Ich habe es selbst probiert und es ist tatsächlich wahr. Es ist eine einfache und sehr wirkungsvolle, entspannende Atemtechnik. Sie hatte neben der Entspannung viele andere Vorteile:

„Die Vorteile sind allmählich und kumulativ, was schließlich zu einer besseren Gesundheit des gesamten Nervensystems führt. Es ist auch eine spezifische Behandlung für Bluthochdruck, kalte Hände, Reizdarmsyndrom, Herzrhythmusstörungen, Angst- und Panikstörungen sowie eine Vielzahl anderer häufiger Erkrankungen. Vor allem ist es die effektivste und zeiteffizienteste Entspannungsmethode, die ich gefunden habe." – Dr. Weil

---

Aktionsplan

Ziel: Entspannung, Angstabbau

Technik

Vorbereitung:

- Berühre mit deiner Zungenspitze deinen Gaumen, gleich hinter den oberen Schneidezähnen. Lass deine Zunge in dieser Position während der gesamten Atmung. Dies verhindert, dass der Mund austrocknet.
- Atme durch deinen Mund und gespitzte Lippen, mit einem woosh-Geräusch, *vollständig* aus, so als ob du Geburtstagskerzen ausblasen möchtest.

Die eigentliche Technik:

1. Schließe deinen Mund und inhaliere lautlos durch deine Nase, wobei du bis **vier** zählst.

2. Halte den Atem an, wobei du bis **sieben** zählst.

3. Atme durch den Mund aus, so als ob du Geburtstagskerzen ausblasen würdest, wobei du bis **acht** zählst.

Wiederhole die Schritte 1 bis 3 für insgesamt vier Atemzüge.

Wie oft? Wie lange? Mindestens zweimal täglich. Darüber hinaus jedes Mal, wenn negative Gedanken oder Gefühle aufsteigen. Für die ersten vier Wochen mache jeweils nicht mehr als vier Atemzüge. Danach kannst du gerne mehr machen.

Tipps & Tricks:

- **Morgens und abends**: Du kannst die Atmung jederzeit anwenden. Dr. Weil selbst empfiehlt sie morgens nach dem Aufwachen anzuwenden und abends vorm Zubettgehen.
- **Schlafen in einer Minute**: Die Atmung ist bekannt, dass sie dich in einer Minute einschlafen lässt. Wenn du also Schlafprobleme hast, so ist diese Technik die beste Hilfe.
- **Behalte das Verhältnis bei**: Die Gesamtzahl der Sekunden, die die Atmung dauert, ist weniger wichtig als die Einhaltung des Verhältnisses. Eine Person, die nicht lange genug den Atem anhalten kann, kann stattdessen ein kürzeres Muster versuchen, wie zum Beispiel:

  durch die Nase für 2 Sekunden einatmen, den Atem für 3,5 Sekunden anhalten, durch den Mund für 4 Sekunden ausatmen.

  Solange eine Person das richtige Verhältnis beibehält, ist alles perfekt und die 4-7-8 Atmung wird ihre Wirkung entfalten.
- Nach Ansicht einiger Befürworter der 4-7-8 Atmung wird die Technik umso effektiver, je länger und häufiger sie angewendet wird.
- Es kann in seltenen Fällen am Anfang vorkommen, dass man sich benommen fühlen. Daher ist bei den ersten Versuchen ratsam, diese Technik im Sitzen oder Liegen auszuprobieren, um Schwindel und Stürze zu vermeiden.

Patrick war gestresst. Hauptursache war seine Arbeit. Seine Abteilung war unterbesetzt, sodass Patrick oft Überstunden leisten musste. Besonders zerrten Projekte an seinen Nerven, die oft in viel zu kurzer Zeit erledigt werden mussten. Er hatte schon die ersten Stresssymptome: Schlafprobleme, Nervosität und gelegentlich Ängste. Er wendete die 4-7-8-Atmung täglich morgens und abends an. „Ich habe einfach keine Zeit zum Meditieren", begründete er seine Wahl. Zudem benutze er die Atemtechnik, wenn ihm auffiel, dass es zu viel für ihn wurde und er nervös wurde. Schon nach ein paar Tagen konnte er eine Verbesserung feststellen.

Call to Action

Praktiziere diese Atemtechnik für eine Woche je morgens nach dem Aufstehen und abends vorm Einschlafen. Nimm dir danach etwas Zeit, um zu prüfen, ob sich etwas geändert hat. Bist du ruhiger geworden?

Ressourcen

Dr. Weil erklärt die Atemtechnik in einem Video unter folgendem Link: https://www.youtube.com/watch?v=gz4G31LGyog. Du findest die Technik im Buch von Andrew Weil: „Spontaneous Happiness".

Anti-Panik-Atmung (APA): die Geheimwaffe gegen Panik

Die nächste Technik, die ich dir vorstellen möchte, ist eine sehr starke und wirkungsvolle Atemtechnik, die du speziell bei Panik einsetzen kannst. Du kannst sie natürlich auch bei leichteren Ängsten verwenden. APA ist auch hervorragend geeignet, um Energie aufzubauen. Wenn du also gerade müde bist und einen kleinen Energieschub brauchst, dann ist APA eine gute Wahl. Die Atemtechnik ist eine Kombination aus drei sehr wirkungsvollen Techniken:

Zum einen die **4-7-8-Atmung**, die für sich gesehen schon hervorragend gegen Ängste und Panik wirkt. Diese wird mit einer anderen Technik aus dem **Kundalini-Yoga** kombiniert. Der dritte Baustein ist aus der **Energetischen Psychologie**. Näheres erfährst du im nächsten Kapitel. Dort stelle ich dir eine besonders effektive Methode vor: Eutaptics. APA ist anspruchsvoll. Aber mit etwas Übung wirst du sie spielend beherrschen. Das bedeutet, wenn du unter Panikattacken leidest, solltest du diese Atmung erst in ruhigen Momenten ausführlich üben.

Wenn du unter Panik leidest, so lege ich dir ans Herz, APA auszuprobieren. Bitte nimm die kleine Mühe auf dich, sie zu üben. Du wirst keine bessere und wirkungsvollere Technik gegen Panik finden.

Aktionsplan

Ziel: Abbau von Panik und anderen starken Emotionen, Energieschub

Technik

APA ist sehr kraftvoll gegen Panik, ist aber keine ganz einfache Technik. Deswegen habe ich sie in mehrere Schritte aufgeteilt.

1. Schritt: 4-7-8 Atmung

In diesem ersten Schritt praktizierst du die 4-7-8 Atmung. Sie allein ist schon sehr wirkungsvoll gegen Ängste und Panik. Es gibt wissenschaftliche Studien, die nachweisen, dass die 4-7-8 Atmung stärker gegen Ängste und Panik wirkt als Medikament. Du hast diese Atmung schon oben kennen gelernt, aber wir wiederholen sie kurz:

- Schließe deinen Mund und inhaliere lautlos durch deine Nase, wobei du bis **vier** zählst. Lege dabei deine Zungenspitze hinter deine Schneidezähne auf den Gaumen.
- Halte den Atem an, wobei du bis **sieben** zählst.
- Atme durch den Mund aus, so als, ob du Geburtstagskerzen ausblasen würdest, wobei du bis **acht** zählst.
- Das war ein Zyklus.

Das war's schon. Im nächsten Schritt fügen wir ein weiteres Element hinzu.

2. Schritt: 4-7-8 + Kundalini

In diesem Schritt wird ein Element aus dem Kundalini-Yoga hinzugefügt, und zwar den Anus anspannen. Dadurch wird Energie erzeugt, die die Wirbelsäule hochgeht.

Energetische Techniken wirken hervorragend gegen Panik. Während einer Panik ist man nicht in der Lage, subtile Techniken auszuführen, aber den Anus anspannen schafft man sogar während eines Panikanfalls.

- Schließe deinen Mund und inhaliere lautlos durch deine Nase, wobei du bis vier zählst.
- Halte den Atem an, wobei du bis sieben zählst. **Spanne dabei deinen Anus fest an.** Achte darauf, dass deine Wirbelsäule gerade ist.
- Atme durch den Mund aus, so als ob du Geburtstagskerzen ausblasen würdest, wobei du bis acht zählst. Lasse dabei die Spannung in deinem Anus los.
- Wiederhole diesen Zyklus für insgesamt vier Atemzüge.

3. Schritt: 4-7-8 + Kundalini + EFT

Nun nehmen wir noch ein Element aus der energetischen Psychologie hinzu, und zwar dem EFT (Emotional Freedom Technique). Diese Methode arbeitet mit Akupunkturpunkten, um mentale Leiden, wie Ängste oder Depressionen mithilfe energetischer Techniken Herr zu werden. Wir benutzen zwei Notfallpunkte, die speziell bei emotionalen Extremsituationen helfen: den Handkantenpunkt und den Schlüsselbeinpunkt. Diese klopfst du zusätzlich zu den bereits praktizierten Techniken.

- Schließe deinen Mund und inhaliere lautlos durch deine Nase, wobei du bis vier zählst. **Klopfe dabei den Handkantenpunkt.** Dabei klopfst du mit vier Finger feste auf deine Handkante (siehe Bild):

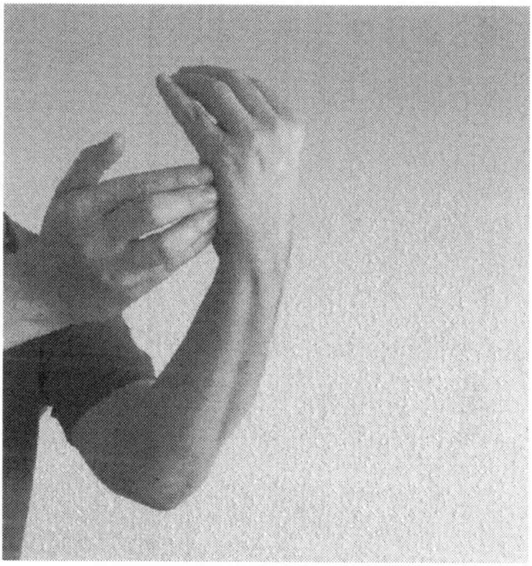

- Halte den Atem an, wobei du bis sieben zählst. Spanne dabei deinen Anus fest an. **Klopfe dabei den Handkantenpunkt.**
- Atme durch den Mund aus, so als ob du Geburtstagskerzen ausblasen würdest, wobei du bis acht zählst. Lasse dabei die Spannung in

deinem Anus los. **Klopfe dabei den Handkantenpunkt.**

- Wiederhole diesen Zyklus für insgesamt vier Atemzüge. Beim 2. Zyklus klopfst du dann den **Schlüsselbeinpunkt(e)**. Du kannst nur einen oder beide Punkte klopfen.

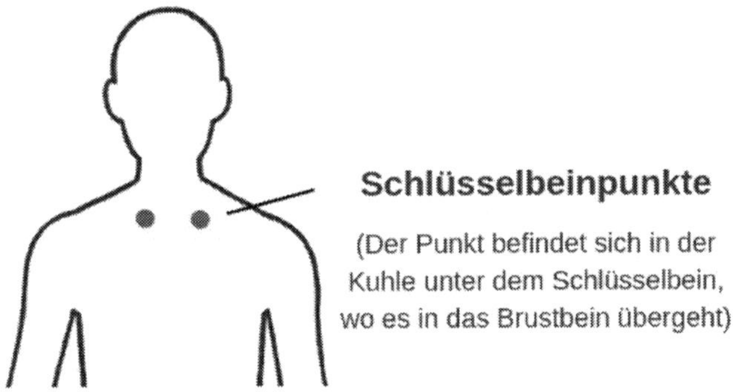
Schlüsselbeinpunkte
(Der Punkt befindet sich in der Kuhle unter dem Schlüsselbein, wo es in das Brustbein übergeht)

- Beim 3. Zyklus wieder den Handkantenpunkt und beim 4. Zyklus erneut den **Schlüsselbeinpunkt**.

Das war APA. Sie besteht aus allen vier Schritten gleichzeitig. Auf den ersten Blick scheint es kompliziert, aber wenn du es ein paar Mal geübt hast, wird es kein Problem mehr sein.

Wie oft? Wie lange? Jedes Mal, wenn Panik aufsteigt. Du machst jeden Zyklus viermal. Normalerweise müsste die Panik erheblich gemildert sein, oder sogar ganz weg. Falls nicht, so praktiziere APA einfach weiter, bis die Panik vorbei ist.

Tipps & Tricks:

- **Diese Atemtechnik ist unglaublich stark gegen Panik**. Die 4-7-8-Atmung ist für sich gesehen schon ausgezeichnet und wirkungsvoll gegen Ängste und Panik. Diese Atemtechnik hier ist die verstärkte Version, sozusagen der Anti-Panik-Turbo.
- **Zu der 4-7-8-Atmung kommen mehrere Elemente hinzu**: 1. Du spannst beim Halten des Atems deinen Anus an. Dies ist eine Technik aus dem Kundalini-Yoga. Dies wird ebenfalls zur Energetisierung verwendet. 2. Darüber hinaus werden die Notfallpunkte aus dem EFT benutzt.
- **In Stufen lernen**: Wenn du diese Atemtechnik übst, so fange an beim Halten des Atems deinen Anus anzuspannen, und zwar kräftig. Wenn du das verinnerlicht hast, dann füge das Klopfen der Punkte hinzu. Das alles hört sich kompliziert an, ist es aber nicht. Nach ein paar Mal hast du den Bogen raus. Und dann wirst du eine Technik haben, die dir in der Panik helfen wird.
- **Baby-Gefühle**: Versuche die Panik schon beim Aufsteigen in den Griff zu kriegen. Als Baby-Gefühl ist es leichter, sie zu kontrollieren. Wenn du dann die Atmung machst, ist alles schnell losgelassen.
- **Tipp**: Viele Leute die von Panik-Attacken betroffen sind, haben die Befürchtung, dass die Panik-Attacke nicht aufhört. Das ist natürlich nicht wahr. Panik ist ein extremer Alarmzustand des Körpers. Dieser kann nicht lange aufrechterhalten werden. Deswegen brauchst du dir keine Sorgen zu

machen, die Panik wird auf jeden Fall vorbeigehen. Und dies auch völlig ohne irgendwelche Techniken.

Fred litt unter Panik. In einer Coaching-Sitzung hatte ich ihm die Anti-Panik-Atmung gezeigt. „Du musst sie üben, denn wenn du Panik hast, ist es schwierig, überhaupt etwas hinzukriegen. Du musst also die Technik richtig drauf haben und im Schlaf können." mahnte ich. „Alles klar, mache ich!", entgegnete Fred. Er hatte ein bis zwei Panikanfälle pro Woche. Zwei Tage nach der Sitzung hatte er den nächsten. Es erwischte ihn unmittelbar nach dem Aufstehen. Fred atmete 4 Sekunden ein und klopfte den ersten Notfallpunkt (Handkantenpunkt). Er hielt den Atem für 7 Sekunden an und spannte dabei den Schließmuskel fest an. Dann atmete er 8 Sekunden durch den Mund aus, so als, ob er Geburtstagskerzen ausblasen wollte. Er konnte sich in der Hektik des Geschehens nicht mehr an den zweiten Notfallpunkt erinnern, so klopfte er durchgehend nur den Handkantenpunkt. "Ich kann mich nicht mehr genau erinnern, aber ich glaube, ich atmete sechs Runden APA. Dann ließ die Panik nach. Ich war so erleichtert", gestand er mir in der nächsten Sitzung, „ich hatte zum ersten Mal das Gefühl, meine Panik unter Kontrolle zu haben." „Das hast du super hingekriegt. Es macht nichts, dass du den Schlüsselbeinpunkt weggelassen hast – es hat ja trotzdem funktioniert. Trotzdem: Trainiere die Atmung noch ein wenig, damit du sie im Schlaf kannst, denn Panik ist eine Extremsituation", erklärte ich. Fred konnte mithilfe der

Anti-Panik-Atmung seine Panik innerhalb weniger Wochen nahezu auflösen.

Du kannst deine Panik mithilfe von APA sehr wirkungsvoll bekämpfen. Wichtig: Bleib dran! Es lohnt sich!

Call to Action

Nimm dir vor, die Technik *eine Woche* lang zu üben. Wenn Panik auftaucht, ist es wichtig, dass du die Übung im Schlaf kannst.

Montag: Mache 10 x täglich die 4-7-8-Atmung

Dienstag und Mittwoch: Praktiziere 10 x die 4-7-8-Atmung und spanne beim Atem anhalten deinen Anus an.

Donnerstag und Freitag: Füge nun das Klopfen der Meridianpunkte hinzu. Und praktiziere die Atmung 10 x.

Samstag und Sonntag: An diesen Tagen übst du die vollständige Atmung je 10 Mal. Aber du wirst sehen, wie gut du dich nach APA fühlst.

Im Folgenden lernst du BELL kennen. Sie ist jederzeit anwendbar und dauert nur ein paar Sekunden.

BELL

BELL ist ebenfalls eine Atemtechnik. Sie wirken alle großartig gegen Ängste. Warum? Weil wir bei Angst schneller atmen. Wenn wir das Gegenprogramm starten, und zwar langsame und tiefe Atmung, so wird unserem Gehirn signalisiert, dass keine Gefahr droht. Unser System kann sich beruhigen. BELL fügt noch weitere Elemente hinzu, sodass sie noch stärker gegen Ängste wirkt. Die Technik wirkt entspannend und macht gute Laune. Du kannst sie also nicht nur gegen Ängste, sondern jederzeit einsetzen, wenn du etwas Entspannung oder gute Laune brauchst. Diese Achtsamkeitstechnik bezieht lächeln mit ein und ein kurzes Loslassen aller Anspannungen. Deswegen ist sie in kurzer Zeit sehr entspannend.

„Bell" heißt Glocke. Damit ist die Dharma-Glocke gemeint. In buddhistischen Klöstern wird in unregelmäßigen Abständen, eine Glocke geläutet. Beim Ton der Glocke halten alle Mönche inne und werden achtsam. Die Glocke ist eine Erinnerung.

Aktionsplan

Ziel: Schnelle Entspannung, wirkt gegen negative Gefühle

Technik

BELL ist ein Akronym. Jeder Buchstabe repräsentiert einen Schritt der Technik.

B = Bauchatmung: Atme durch die Nase tief in den Bauch ein, sodass er sich nach außen wölbt. Das signalisiert dem Gehirn, dass keine Gefahr mehr droht. Denn bei Angst und Stress atmen wir flach und schnell in den Brustkorb. Deswegen ist eine tiefe Bauchatmung ein großartiges Gegenmittel gegen Ängste und Stress.

E = Entspanne deinen Körper: Beim Ausatmen lässt du deine Schultern fallen und entspannst kurz alle Muskeln. Am Anfang reicht es aus, wenn du nur deine

Schultern fallen lässt. Denn oft steckt unsere Anspannung in unseren Schultern und Nacken. Das Ziel, nach einiger Übung, sollte es allerdings sein, dass du kurz durch deinen gesamten Körper scannst und alle deine Muskeln einmal entspannst. Mit etwas Übung geht das rasch. Bei Angst und Stress spannen wir uns an. Eine bewusste Entspannung wirkt wunderbar dagegen.

L = Lächle: Lächele so breit es geht. Zeige deine Zähne! Dir muss nicht nach lächeln zumute sein. Tu so als ob. Lächeln hat immer, gefakt oder nicht, einen entspannenden Effekt.

L = Lebensenergie im Körper: Richte, solange es geht, deine Aufmerksamkeit auf deine Körperenergie. Spüre in deinen Körper. Bemerkst du feine Vibrationen und Kribbeln? Das ist deine Körperenergie.

Wann? Wie oft? Die Formel ist 3 x 3: Das heißt, du praktizierst BELL dreimal nacheinander und dreimal am Tag. Zusätzlich kannst du die Technik jederzeit zwischendurch anwenden, wenn du schnell etwas Entspannung brauchst. Am besten solltest du die Sequenz auch hier dreimal wiederholen.

Tipps & Tricks

- **Tipp**: Je länger du ausatmest, desto stärker ist der entspannende Effekt.
- **Körperenergie**: Es ist sehr entspannend, wenn du deine Aufmerksamkeit auf deine Körperenergie richtest. Bleibe dabei so lange es geht. Mit etwas Training kannst du Stunden dabei bleiben. Du

wirst sehen, dass es sehr wohltuend ist. Damit entziehst du deinen Gedanken die Aufmerksamkeit.

Tipp: Du kannst deine Aufmerksamkeit auch auf einen Punkt richten und dort deine Körperenergie spüren. Ich empfehle dafür die Mitte deiner Brust. Dort liegt das Herz-Chakra. Dies ist ein wichtiges Energiezentrum. Richte also deine Aufmerksamkeit einfach auf dein Herz-Chakra und versuche die feinen Vibrationen oder ein Kribbeln zu spüren.

- **Körperenergie – eine kurze Übung**: Schließe deine Augen und spüre in den Körper hinein. Richte deine Aufmerksamkeit auf deine rechte Hand. Spürst du das leichte Kribbeln und Vibrieren? Gehe durch deinen ganzen Körper, überall spürst du diese Vibrationen und das Kribbeln. Eckhard Tolle nennt dies den inneren Körper. Du kannst dir gerne auf *YouTube* dazu eine geführte Meditation anhören: http://tinyurl.com/innererKoerper
- **Augen schließen**: Wenn du kannst, schließe dabei die Augen und spüre in deinen Körper.
- **Je mehr, desto besser**: Mehr als 3 Atemzüge sind noch besser. Du kannst daraus auch eine Art Meditation machen und die Technik für 10 bis 15 Minuten praktizieren.
- Atme mit einem Aaahhhh-Seufzer aus. Das tut gut.
- **Wirkung auf mehreren Ebenen**: Ängste und Stress gehen mit flacher, schneller Atmung und

körperlicher Anspannung einher. In dieser Technik entspannst du bewusst deine Muskeln und atmest tief und langsam. Das wirkt automatisch sehr entspannend. Hinzu kommt „lächeln“. Das hebt sofort deine Stimmung. Wenn du danach deine Körperenergie spürst, ziehst du damit die Energie von deinen negativen Gedanken ab. BELL wirkt also auf mehreren Ebenen gegen Anspannung.

Irena praktiziert BELL sechsmal täglich jeweils dreimal. „Ich bin viel beschäftigt und Meditation kriege ich irgendwie nicht hin“, begründet sie. „Sechs Mal pro Tag ist viel, aber ich spüre ganz deutlich den Effekt. Ich bin deutlich gelassener. Davor war ich unruhig, habe mich ständig beeilt, auch wenn ich es gar nicht musste. Ich litt sogar unter Ängsten, die bezogen sich hauptsächlich auf meinen Job und meine kleine Tochter. Sie ist so zart und oft krank. Wenn unangenehme Gefühle auftauchen oder ich in Hektik gerate, mache ich sofort BELL. Das hilft. Am Anfang habe ich oft nicht gemerkt, wenn ich hektisch wurde, das war schon normal für mich. Aber mit der Zeit bin ich achtsam dafür geworden und schaffe es jetzt immer häufiger, diese Gewohnheit mittels BELL zu durchbrechen.“

Call To Action

Probiere jetzt BELL aus. Praktiziere die Technik dreimal hintereinander. Wie fühlst du dich danach? Entspannter, gelassener?

Ressourcen

BELL ist in meinem Buch „Freudvolle Achtsamkeit“ erstmalig dargestellt. In diesem Buch findest du insgesamt 50 Gewohnheiten, um glücklich im hier und jetzt zu leben.

Energetische Techniken, die deine Angst schnell bekämpfen

„Man kann also Energie als die Grundsubstanz unserer Welt betrachten.“
Werner Heisenberg

In diesem Kapitel ...

- Ängste auf energetischer Ebene bekämpfen
- Der *4-Minuten-Chi-Boost* für den schnelle Energieschub
- *Eutaptics* ist die schnelle Variante von EFT

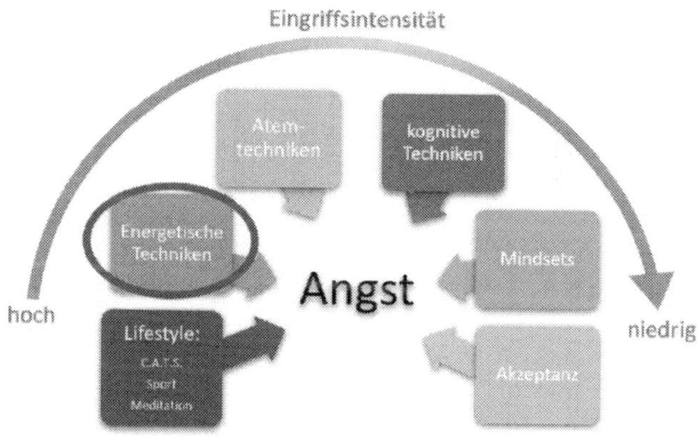

Seitdem die Wissenschaft beweisen konnte, dass Akupunktur funktioniert, wissen wir definitiv, dass unser

Körper von Energiebahnen, den Meridianen, durchzogen ist. Krankheiten sind verbunden mit Störungen des Energiesystems. Angst verursacht ebenso einen Defekt im Energiesystem. Das bedeutet, wenn wir die Energiestörung beseitigen, heilen wir die Angst. Dies haben findige Forscher genutzt und neue Arten gefunden, wie psychische Probleme behoben werden können: Die energetische Psychologie war geboren.

In diesem Buch stelle ich dir zwei höchst effektive Techniken vor:

- **4-Minuten-Chi-Boost**: Er ist eine Technik, die das ganze Energiesystem unseres Körpers stärkt und heilt. Auch unser Nervensystem wird verbessert. Diese Methode hat ähnliche Effekte, wie Yoga, Tai-Chi und Meditation. Der Vorteil: Es ist der Turbo unter den Energie-Techniken.
- **Eutaptics**: Dies ist die neuste Entwicklung der energetischen Psychologie. Man kann damit gezielt psychische Probleme, wie Ängste, Depressionen usw. behandeln. Aber auch Schmerzen lassen sich damit heilen. Wie der Name sagt, wirkt die Technik schnell. Und nicht nur das, sie ist sogar besonders einfach zu lernen.

4-Minuten-Chi-Boost

Laut neueren Studien hat Qigong ähnliche positive Effekte wie Meditation. So verringert Qigong beispielsweise depressive Symptome und hat möglicherweise sogar einen positiven Einfluss auf Diabetes.[12] In einer Studie über die Wirkung von Qigong auf die Zellalterung untersuchten Forscher Menschen mit chronischem Erschöpfungssyndrom. Sie stellten fest, dass Probanden, die 4 Monate lang Qigong praktizierten, deutlich höhere Telomerase-Anstiege und Verbesserungen in ihrem Erschöpfungsniveau aufwiesen als Personen, die auf eine Warteliste gesetzt wurden. Ein Telomerase-Anstieg bedeutet praktisch, dass wir uns verjüngen: Unsere biologische Uhr wird zurückgedreht.

Der 4-Minuten-Chi-Boost ist eine Übung, die vier großartige Qi Gong-Techniken kombiniert. Sie dauert nur vier Minuten, aber ihre Wirkung auf Körper und Geist ist immens und sofort spürbar. Die Übung ist nicht nur sofort ausgleichend und energiesteigernd, sondern hat auch das Potenzial, Krankheiten zu heilen, wenn sie über einen längeren Zeitraum ausgeübt wird.

Wie kann eine 4-minütige Übung Ängste lindern? Zum einen heilt sie auf allen Ebenen: Da der Körper auf energetischer Ebene gestärkt wird, wird die Angst automatisch abgebaut. Es gibt aber auch Elemente, die direkt

---

[1] 164 Liu, X., et al., »A Systematic Review and Meta-Analysis of the Effects of Qigong and Tai Chi for Depressive Symptoms«, Complementary Therapies in Medicine 23, Nr. 4 (August 2015): S. 516–534, doi:10.1016/j.ctim.2015.05.001.
[2] 165 Freire, M. D., und C. Alves, »Therapeutic Chinese Exercises (Qigong) in the Treatment of Type 2 Diabetes Mellitus: A Systematic Review«, Diabetes & Metabolic Syndrome: Clinical Research & Reviews 7, Nr. 1 (März 2013): S. 56–59, doi:10.1016/j.dsx.2013.02.009.

gegen Ängste wirken, wie zum Beispiel der Nierenboost. Nach der chinesischen Medizin werden Ängste durch eine Störung des Energieflusses der Niere verursacht.

Du kannst diese Übung also langfristig anwenden, um allgemein dein Energieniveau anzuheben und den Nierenstrom zu stärken. Aber auch in akuten Angstsituationen kann diese Übung unmittelbar helfen.

Obwohl die Technik für eine langfristige Praxis konzipiert ist, wirst du seine Vorteile bereits nach der ersten Sitzung erfahren.

Sehen wir uns nun an, wie der 4-Minuten-Chi-Boost praktiziert wird:

Aktionsplan

Ziel: Angstlinderung, Energieschub, Heilung, Stressabbau

Technik:

Wichtig: Bei der ganzen Übung atmest du tief in den Bauch ein und aus. Dabei liegt deine Zunge auf dem oberen Gaumen.

1. Energie-Klatschen (1 Minute)

In dieser ersten Übung wird deine Energie angeregt und Stress abgebaut. Alle wichtigen Energiebahnen deines Körpers werden stimuliert.

Klatsche mit deinen flachen Händen deinen ganzen Körper von oben bis unten ab. Du kannst ruhig fest mit deiner Handinnenfläche auf deinen Körper klatschen, aber es sollte nicht wehtun. Klatsche deinen ganzen Körper, d. h. deine Arme von außen und innen, deinen Oberkörper, dein Gesäß die Hüften die Beine und die Füße kräftig ab.

Danach fühlst du dich erfrischt und angeregt.

2. Nierenboost (1 Minute 15 Sek)

Im Qi Gong haben die Nieren sehr viele wichtige energetische Funktionen. Angst und Stress sind direkt mit dem Nierenstrom verbunden.

Reibe deine Handflächen schnell und intensiv für 30 Sekunden aneinander. Deine Handinnenflächen sollten richtig warm werden.

Danach platziere deine beiden Hand Flächen auf deine Nieren am unteren Rücken. Reibe diese Stellen für 45 Sekunden, wobei du langsam startest und schneller wirst. Auch der Druck deiner Hände sollte zunehmen. Am Ende sollten diese Stellen am unteren Rücken schön warm sein.

3. Double Power Tapping (45 Sekunden)

Dies hat viele positive Auswirkungen, wie die Verbesserung des Immunsystems, die Aktivierung der Energie und die Reduzierung von Stress.

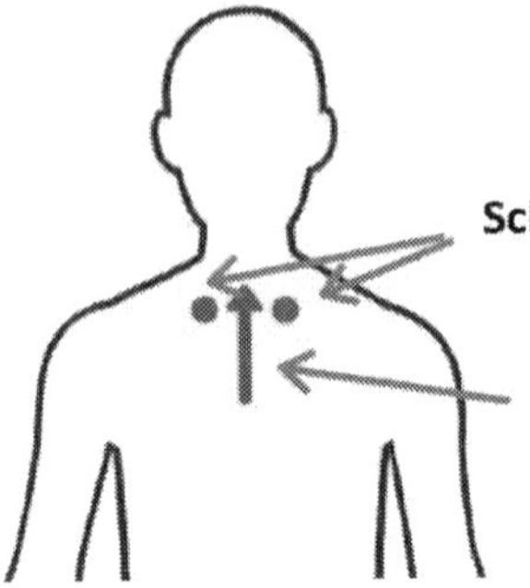

a. Klopfen der Thymusdrüse

Klopfe kräftig mit den Fingerkuppen deiner Zeige, – Mittel- und Ringfingers 30 Sekunden lang 30 Mal von der Mitte deiner Brust bis zur Höhe der Schlüsselbeine. Dadurch wird die Thymusdrüse stimuliert. Du kannst alternativ auch deine Faust zum Klopfen benutzen. Du solltest kräftig klopfen, es sollte aber nicht wehtun.

b. Schlüsselbein-Punkte

Klopfe 15–20 Sekunden lang fünfzehn- bis zwanzigmal auf die Schlüsselbein-Punkte. Sie liegen unterhalb des Kopfes jedes Schlüsselbeins. Suche eine weiche, leicht druckempfindliche Stelle – das ist der Schlüsselbein-Punkt – und klopfe mit den Fingerkuppen deines Zeige-, Mittel- und Ringfingers kräftig darauf. Am besten auf beide Schlüsselbeinpunkte gleichzeitig.

4. Ohrmassage (1 Minute)

Wusstest du, dass deine Ohren ein Spiegelbild deines Körpers sind? Alle Organe, dein Gehirn, deine Wirbelsäule usw., befinden sich auf deinen Ohren. Tatsächlich kennt die Traditionelle chinesische Medizin mehr als hundert Akupunkturpunkte an jedem Ohr. Deshalb hat die Ohrmassage nicht nur eine entspannende Wirkung, sondern aktiviert auch deine Vitalität, regt die Durchblutung an, fördert die Konzentration, stimuliert die Selbstheilung an und wirkt sich positiv auf alle Organe und Körperteile aus. In einer Minute hast du deinen ganzen Körper vitalisiert. Das nenne ich Effizienz.

O. K., los geht's: Massiere beide Ohren etwa eine Minute lang. Dabei fange mit den Ohrläppchen an. Nimm sie zwischen Daumen und Zeigefinger. Massiere und knete dann deine beiden Ohrmuscheln vom Ohrläppchen an langsam und kräftig nach oben. Die obere Seite deiner Ohrmuscheln massierst du, indem du sie zwischen Daumen- und Zeige- bzw. Mittelfingerkuppen nimmst. Massiere dann mit deinen Zeigefingerkuppen die Zentren der Ohrmuscheln, nahe der Gehörgänge.

Zum Schluss falte die Ohren in der Mitte zusammen, dann ziehe die Ohrläppchen nach unten und drehe die Ohren schließlich vor und zurück.

Das war's schon. Das hast du gut gemacht.

Wie oft? Wie lange? 1 - 5 Runden täglich, immer wenn du Ängste abbauen möchtest oder einen Energieschub brauchst. Wenn du gesundheitliche Beeinträchtigungen bearbeiten möchtest, entsprechend mehr. Du solltest den 4-Minuten-Chi-Boost mindestens 21 Tage anwenden.

Tipps & Tricks

- **Leichter als es aussieht**: Erst einmal sieht die

ganze Geschichte kompliziert aus. Ist es aber nicht. Wenn du die ganze Routine 5 Mal gemacht hast, dann wird es mühelos gehen. Man braucht etwas Übung, aber das ist bei fast allen Sachen so.

- **Tief atmen und die Zunge am oberen Gaumen belassen**. Während der ganzen Routine solltest du tief und gleichmäßig atmen, und die Zunge am oberen Gaumen platzieren.
- **Ängste und Panik**: Du kannst diese Routine akut gegen Ängste und Panik einsetzen. Immer wenn du Stress oder Ängste/Panik verspürst, wende diese Routine an. Du wirst sehen, wie wirkungsvoll es ist. Du kannst den 4-Minuten-Chi-Boost aber auch prophylaktisch verwenden. Wenn du ihn ein paar Wochen anwendest, wird dein ganzes System gestärkt und Ängste bzw. Stress können nicht mehr so leicht auftreten.
- **Krankheiten**: Du kannst diese Routine auch bei Krankheiten anwenden. Je nach Schwere der Krankheit solltest du mehrere Runden drehen.
- **Energieschub**: Immer wenn du einen Energieschub brauchst, kannst du den 4-Minuten-Ebergieboost machen. Wenn eine Runde nicht ausreicht, mache mehrere. Du kannst nichts falsch machen.
- **Nicht vorm Schlafen gehen**: Die Technik gibt dir

einen Energieschub, deswegen solltest du sie spätestens zwei Stunden vor dem Schlafen gehen anwenden.

Du solltest den 4-Minuten Chi-Boost nicht anwenden, bei

- Schwangerschaft (11 Wochen oder mehr) oder Stillzeit.
- Offene Wunden oder neuen Verletzungen (kurz nach einem Unfall und immer noch Schwellungen, Entzündungen und Frakturen, oder direkt nach jeder Art von Operation).
- Herzschrittmacher.

Ich empfehle dir von ganzem Herzen, die Technik anzuwenden. Wichtig ist, dass du sie regelmäßig machst. Du kannst diese Technik auch sehr gut bei Stress praktizieren.

Tiffany M. (56 Jahre, Hausfrau, lebt einen aktiven Lebensstil, verheiratet, 4 Kinder). Sie begann mit dem 4-Minuten Chi Boost Programm, um ihre postoperative Genesung zu beschleunigen. Nach ihren eigenen Worten waren ein niedriges Energieniveau und Schwäche von Körper und Willen Hauptgründe, das 4-Minuten-Chi auszuprobieren. In den ersten 10 Tagen praktizierte sie 3 Sets jeden Morgen und 2 Sets am Abend. Danach bezeichnete sie ihre Probleme bereits als zu 50 % verschwunden. 7 Wochen nach dem Start meldete sie dies:

"Ich konnte mir ehrlich gesagt nicht vorstellen, dass etwas so Einfaches so tief greifende Auswirkungen auf meinen Zustand haben könnte. Ich kann sagen, dass ich jetzt 99 % besser bin."

Call To Action

Stufen: Der 5-Minuten-Chi-Boost ist auf den ersten Blick komplex. Deswegen ist eine Möglichkeit, ihn in Stufen zu lernen. Das heißt, nahezu jeden Tag kommt ein Teil des 4-Minuten-Chi-Boost hinzu.

Montag + Dienstag: Starte montags früh. Unmittelbar nach dem Aufwachen praktizierst du das Energieklatschen (die erste Übung aus dem 4-Minuten-Chi-Boost). Wiederhole dies dienstags morgens.

Mittwoch: Nach dem Aufwachen machst du das Energieklatschen und den Nieren-Boost.

Donnerstag: Nimm nun die Übung *Double Power Tapping* hinzu. Am besten direkt nach dem Aufwachen.

Freitag: Zum Energieklatschen, Nieren-Boost und Double Power Tapping fügst du nun das Ohrenmassage hinzu.

Samstag + Sonntag: morgens nach dem Aufstehen führst du den vollständigen 4-Minuten-Chi-Boost durch.

Geschafft! Du hast den 4-Minuten-Chi-Boost nun drauf.

Eutaptics

Ich stelle hier nun eine Technik aus dem Bereich energetische Psychologie vor. Hierbei gibt es eine Vielzahl von unterschiedlichen Richtungen. Die bekannteste ist EFT.

Hierbei werden bestimmte Akupressurpunkte stimuliert, gleichzeitig werden Affirmationen benutzt. Aus persönlicher Erfahrung kann ich sagen, dass diese Art von Klopftechniken hervorragend wirkt, besonders bei Ängsten.

Ich erinnere mich noch gut daran, wie ich auf diese Technik stieß. Ich hatte Zahnschmerzen. Am Tag zuvor hatte ich ein kleines Büchlein über EFT (Emotional Freedom Technique) gekauft. Eine der ersten Varianten dieser Klopftechniken. Da ich keine Schmerzmittel nehmen wollte, dachte ich mir, ich probiere es einfach mal aus. Mit dem aufgeschlagenen Büchlein in der linken Hand wendete ich diese Technik an. Dabei musste ich mit meinen Fingern mehrere Punkte an meinem Körper und Gesicht abklopfen. Ich kam mir dabei etwas komisch vor, dachte mir aber: „Probieren geht über Studieren." Zu meinem Erstaunen wirkte diese Technik! Mein Zahnschmerz war nach einigen Minuten verschwunden. Ich muss allerdings dazu sagen, dass die Schmerzen nicht besonders stark waren. Trotzdem war ich sehr beeindruckt.

Die Klopftechniken wurden weiterentwickelt. Die neueste und schnellste Variante ist **Eutaptics**. Diese Klopftechnik benutzt weniger Akupunkturpunkte und ist insgesamt vereinfacht. Eutaptics wurde von Robert Smith entwickelt und stellt eine Kombination von NLP (Neuro Linguistische Programmierung), Hypnose und energetischer Psychologie dar. Sie ist sehr wirkungsvoll und schnell zu lernen. Sie hilft gegen alle Arten psychischer Leiden, aber auch körperliche Krankheiten können damit behandelt werden. Eutaptics wirkt bei:

- Gewichtsabnahme
- Allergien und Ekzeme
- Angst und Panikattacken
- Aufhören zu rauchen
- Depressionen
- Diabetes
- Hautkrankheiten und Psoriasis
- Migräne und Kopfschmerzen
- Legasthenie

Im Folgenden ein Erfahrungsbericht, von Danial, der eine sehr ungewöhnliche Angst hatte:

Danial hatte starke Angst vor Geld. Hier sein Erfahrungsbericht"Bevor ich Eutaptics fand, hatte ich gewaltige Angstzustände, die jeden Bereich meines Lebens betrafen. Ich erinnere mich, dass, als ich meine Gehaltsschecks erhielt, die Angstzustände so intensiv waren, dass ich das alles in nur wenigen Tagen ausgab. Damals war mir der emotionale Zustand, in dem ich mich befand, nicht bewusst. Als ich anfing, Eutaptics anzuwenden, änderte sich alles: Heute bin ich völlig in Frieden mit meinem Leben, habe Geld und gute Freunde. Es ist wirklich erstaunlich und die Vorteile und Veränderungen, die ich mit dieser Methode hatte [Eutaptics], sind über das hinausgegangen, was ich erwartet habe."

Aktionsplan

Ziel: Abbau negativer Gefühle und Gedanken, Heilung

Genug der Vorrede fangen wir mit der Technik an:

Technik

1. Ziel (Aiming): Aiming ist ein wichtiger Schritt. Frage dich: „Woher weiß ich, dass ich Angst habe? Ist es ein inneres Bild, Geräusch oder Gefühl?"

Bemerke, woran du es erkennst und wie du es in deinem Körper spürst.

Beispiel: Angenommen du sorgst dich bezüglich deiner Arbeitsleistung. Frage dich: „Woher weiß ich, dass ich mir Sorgen mache?" Es kann sein, dass du physische Symptome hast: Dein Herz schlägt etwas schneller oder du hast einen Knoten im Magen. Oder es entstehen Gefühle wie Ärger oder Irritation. Gleichzeitig entsteht ein inneres Bild von deinem Arbeitsplatz, wie dein Chef dich kritisiert. Das ist die Repräsentation deines Gefühls. „Je stärker du es fühlst, desto schneller wird es gehen". Sage dir, dass du es das letzte Mal fühlst.

2. Ordne dem Problem eine Zahl auf der SUD-Skala (Subjective Units of Distress) zu. Dies ist eine Skala von 0 (= keine Belastung) bis (10 = maximale Belastung, bspw. Panik). Diese Einschätzung ist völlig subjektiv. Der Angst, die du hast, ordnest du eine Vier zu. Jemand anders würde die gleiche Angst mit der Zahl 6 beziffern. Hier geht es vor allem darum, dass du den Erfolg der Technik verfolgen kannst.

3. Einstimmung für dein Unterbewusstsein: Nun geht's los. Dein Unterbewusstsein wird mit einem Bild auf den Heilungsprozess vorbereitet: „Stelle dir vor, wir nehmen die Wurzeln eines Baumes weg. Was würde automatisch geschehen? Das ist richtig, er würde umfallen und sterben."

Alternativ kannst du auch ein anderes Bild benutzen: "Stell dir vor, du hältst ein Bündel Heliumballons in deiner Hand. Was würde automatisch geschehen, wenn du deine Faust öffnest? Genau, sie würden davonfliegen."

Wähle eins der beiden Bilder aus und benutze sie vor jeder Heilbehandlung. Du stellst dir einfach dasjenige Bild möglichst lebendig vor.

4. Klopfe die Meridianpunkte und sage dabei: "Ich lasse los, ich lasse los, ich lasse los". Dabei richtest du deine Aufmerksamkeit auf die einzelnen Meridianpunkte.

Du klopfst am besten mit Zeige- und Mittelfinger etwa 10 Mal die einzelnen Punkte. Du kannst ruhig ordentlich klopfen. Es soll nicht wehtun, aber gut spürbar sein. In der folgenden Abbildung sind die Meridianpunkte rot gekennzeichnet.

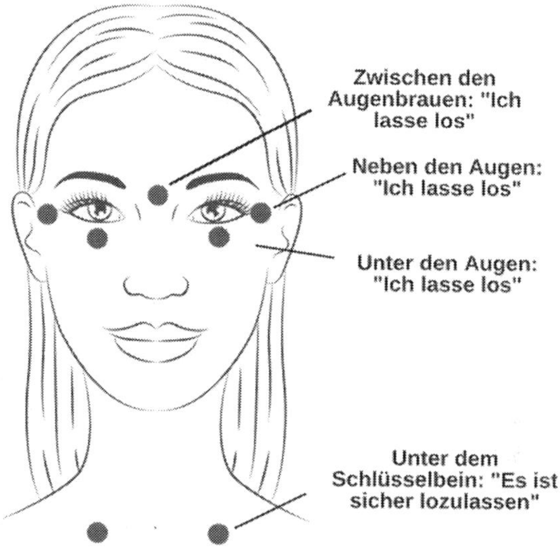

Quelle: www.freepik.com/free-vector/hand-drawn-woman-face_772692.htm'>Designed by Freepik

Die einzelnen Meridianpunkte sind einfach zu finden.

Zwischen den Augenbrauen: Dieser Punkt ist der Blase zugeordnet. Er liegt in der Mitte zwischen den Augenbrauen.

Neben den Augen (Gallenblase): Diese beiden Punkte liegen auf den Knochen direkt neben den Augen.

Unter den Augen (Magen): Diese beiden Punkte sind direkt unter den Augen, in der Mitte auf dem Augenknochen.

Schlüsselbeinpunkt (Niere): Gehe von der Halskuhle zum Schlüsselbein. Es ist egal, welches. Am Anfang ist direkt unter dem Schlüsselbein eine kleine Kuhle. Dort klopfst du. Die Niere ist in der chinesischen Lehre mit Angst verbunden. Wenn du also Angst hast, hast du oft ein Ungleichgewicht in der Nierenenergie.

Tipp: Du brauchst immer nur eine Seite klopfen - das reicht aus. Also nicht beide Punkte neben deinen Augen, sondern nur den rechten oder linken. Das kannst du ganz frei entscheiden.

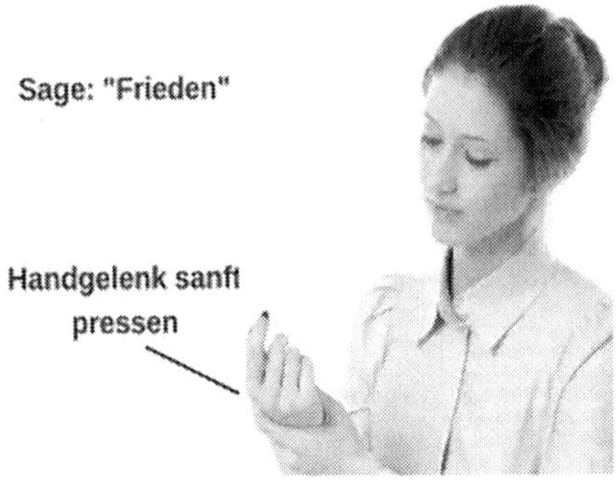

Quelle: Designed by Yanalya / Freepik

5. Umfasse dein Handgelenk und drücke es. Sage dabei: „Es ist sicher loszulassen!“. Atme tief aus und sage: "Frieden".

6. Stelle dir nun eine glückliche Erinnerung vor. Vielleicht stellst du dir vor, wie du das letzte Mal verliebt warst. Male dir die Situation aus, sodass du dich wirklich gut fühlst. Du kannst dich auch an deinen letzten Urlaub erinnern. Hauptsache du fühlst dich gut dabei.

7. Überprüfe nun mithilfe der SUD-Skala wie es dir geht. Wiederhole so lange die Punkte **4 bis 6**, bis du den

Wert null auf der SUD-Skala erreicht hast.

Wie lange? Wie oft? Immer wenn Ängste auftreten, kannst du diese Technik anwenden. Du kannst ferner Ängste prophylaktisch abbauen.

Tipps & Tricks

- **Null auf der SUD-Skala**: Achte darauf, dass du tatsächlich klopfst, bis die Belastung auf null gesunken ist.
- **Fange mit nicht so intensiven Gefühlen an**. Es ist ratsam, dass du erst Sicherheit mit dieser Methode gewinnst, bevor du dich an starke Ängste oder Panik wagst. Fange mit Sorgen oder leichteren Ängsten an. Es wird dir Motivation und Sicherheit geben, wenn du erfolgreich diese Gefühle abbaust.
- Während der Behandlung können sich die Symptome und Bilder verändern. Behandle dann die neuen. Angenommen du hast Flugangst. Sie äußert sich durch beschleunigten Herzschlag. Nach ein paar Runden Eutaptics ist dieses Symptom verschwunden, dafür spürst du einen leichten Schmerz in der Nierengegend. Behandle diesen dann.
- **Friedensliste**: Du kannst eine Liste mit allen Ereignissen und Themen machen, die unangenehme Gefühle erzeugen. Diese Liste arbeitest du dann Tag für Tag ab. Das heißt, du nimmst dir jeden Abend ein Thema auf der Liste vor und bearbeitest es mit Eutaptics. So wirst du Schritt für Schritt mehr Frieden in deinem Leben

erfahren.

Call to Action

Suche dir eine leicht unangenehme Emotion heraus, Sorgen, Unruhe o. ä. Behandle diese mit Eutaptics, bis sie auf der SUD eine Null hat. Feiere deinen Erfolg!

Ressourcen

Es gibt zu Eutaptics eine Vielzahl von Videos auf Y-ouTube zu allen möglichen Themen. Du gibst einfach „Eutaptics“ oder auch „Faster EFT“ in die Suchmaske und dir werden ganz viele Ergebnisse angezeigt. Wenn du deine Angst damit bekämpfen möchtest, dann suchst du nach „Eutaptics Anxiety“. Der Erfinder von Eutaptics, Robert G. Smith, hat einen sehr empfehlenswerten Blog: https://fastereft.com/blog/. Dort gibt es eine Menge Tipps und Erfahrungsberichte.

(Nicht ganz so ...) kurze Zusammenfassung

- Ein Mindset ist die Brille durch die wir die Welt sehen. Menschen, die Ängste haben, haben oftmals ein negatives Mindset: „Die Welt ist unsicher und gefährlich.“ Positive Mindsets sind dagegen sehr hilfreich. Sie versetzen dich in einen positiven Zustand, geben dir Mut und erschließen dir Ressourcen.
- Das Wachstums-Mindset sieht alle Widrigkeiten des Lebens als Möglichkeit an, zu wachsen. Angst macht dich zu einem Helden.

- Beim Mindset „Das Universum ist freundlich“ wird hinter allem eine positive Absicht vermutet.
- „Alles ist vergänglich“ ist das dritte Mindset. Es erinnert uns daran, dass das Leben wertvoll ist. Gleichzeitig macht es uns deutlich, dass auch negative Gefühle, wie Panik, nur von kurzer Dauer sind.
- Es gibt drei Alternativen, um Mindsets in unser Leben zu bringen: die Übung „Kraft-Person“, „Drei Beispiele“ und Affirmationen. Du kannst diese Methoden einzeln oder gleichzeitig anwenden.
- Dein Lebenswandel kann zu Ängsten beitragen.
- Sport baut Ängste ab. 5000+ Schritte mehrmals die Woche reichen aus, um deine Ängstlichkeit zu mindern.
- Meditation ist eine besonders effektive Möglichkeit Ängste abzubauen.
- Nahrungsmittel, wie Koffein, Alkohol, Tabak und Zucker bzw. künstliche Süßstoffe können Ängste auslösen.
- Ängste werden durch negative Gedanken verursacht. Wir können nun die Gedanken unterbrechen, sodass erst keine Ängste entstehen oder wir können die Gedanken wirkungslos machen.
- Die Löschtaste ist die neue Generation der Gedankenstopp-Techniken. Nicht nur, dass sie Gedanken stoppt, sie löst auch gute Gefühle aus.
- Die Sedona-Methode hat schon hunderttausende Menschen geholfen. Mit ihr kannst du Ängste loslassen.

- The Work hinterfragt, ob Gedanken wirklich wahr sind. Angstgedanken sind immer unwahr. Indem du dies siehst, nimmst du diesen Gedanken die Kraft.
- The Work Plus fügt noch eine wichtige Zutat hinzu: Affirmationen. Diese sind überaus wirksam beim Angstabbau.
- Atemtechniken unterbrechen den ängstlichen Atemrhythmus und wirken deswegen stark gegen Ängste.
- Die 4-7-8-Atmung kannst du jederzeit anwenden. Sie wirkt stärker gegen Ängste und Panik als jedes Medikament.
- BELL enthält die stärksten körperlichen Gegenmaßnahmen gegen Angst: tiefe Atmung, Lächeln und bewusste Entspannung des Körpers.
- Die Anti-Panik-Atmung verbindet die 4-7-8-Atmung mit energetischen Methoden, und ist deswegen besonders wirksam.
- Angst ist eine Störung des körperlichen Energiesystems. Deswegen kann Angst abgebaut werden, indem der Energiefluss verbessert wird.
- Der 4-Minuten-Chi-Boost hebt das allgemeine Energieniveau an. Wie der Name sagt, brauchst du nicht mehr als 5 Minuten dafür. Er ist hervorragend als Morgenübung geeignet.
- Eutaptics ist die Weiterentwicklung von EFT. Mit dieser Technik können gezielt und schnell Ängste, Sorgen und Panik losgelassen werden.

3-Wochen-Programme: Einfache Schritt-für-Schritt-Anleitungen

„Eine ruhige See macht keinen guten Seefahrer."

In diesem Kapitel ...

- 3-Wochen-Programme gegen Sorgen, Ängste und Panik
- Die 5 Säulen mit denen du Ängste besiegen kannst

Die Programme, die du auf den folgenden Seiten kennenlernen wirst, sind effektiv. Sie werden deine Sorgen, Ängste und Panik wesentlich mildern. Es kann sein, dass deine Reise nach den 3 Wochen noch nicht zu Ende ist, aber du wirst dich wesentlich besser fühlen.

Das Programm ist sehr sorgfältig zusammengestellt worden. Trotzdem kannst du es gerne an deine Bedürfnisse anpassen. Wenn eine Technik besonders gut bei dir wirkt, fühle dich frei, sie öfters als im Programm vorgeschlagen zu nutzen. Zum Beispiel solltest du laut Plan den 4-Minuten-Chi-Boost nur einmal pro Woche praktizieren. Wenn er dir guttut, praktiziere ihn täglich! Warum nicht. Du kannst diese Techniken nicht zu oft anwenden. Achte allerdings darauf, dass du dich nicht überfordert.

Zwei Dinge solltest du vermeiden:

- Bitte mache nicht weniger als das *Muss*-Programm. Was das genau ist, liest du am Anfang des nächsten Kapitels. Sonst kann es sein, dass es nicht vernünftig wirkt.

- Halte das Programm wirklich 3 Wochen durch, bitte nicht früher abbrechen.

Bedenke: Die wichtigste Zutat ist **Ausdauer**. Es ist wichtig, dass du konsequent das Programm 3 Wochen durchziehst. Verpflichte dich, die 3 Wochen durchzuhalten. Ein paar Tipps, wie du dich festlegen kannst:

1. Lege dich fest mit StickK.com: Bei dieser Seite geht es darum, dir noch einen zusätzlichen Motivationsschub zu geben, um Gewohnheiten aufzubauen. Beispielsweise möchtest du ab morgen täglich joggen. Du hast bei *StickK.com* die Möglichkeit Geld einzuzahlen. Du verlierst dein Geld, wenn du nicht täglich joggst. Das kann sehr motivierend sein. Es sollte ein Betrag sein, der schmerzt, falls du ihn verlierst. Also nicht fünf Euro, sondern eher 200 €. Die Webseite *StikK.com* ist gut gemacht. Es gibt dort noch andere Möglichkeiten, sich festzulegen. Schaue dir die Seite an – es lohnt sich.

2. Motivation: Du möchtest Angst abbauen. Warum? Wenn du dir immer wieder deine Gründe bewusst machst, so ist dies eine andauernde Quelle der Motivation. Es gibt zwei Arten der Motivation:

- **Negative Motivation**: Das ist übrigens nichts Schlechtes. Es bedeutet, dass du etwas vermeiden möchtest. Vielleicht möchtest du verhindern, krank zu werden, deinen Job zu verlieren oder Ängste zu verstärken. Das kann oft einen starken Antrieb darstellen. Überlege, welche negativen Gründe du hast.
- **Positive Motivation**: Das bedeutet, du möchtest etwas erreichen. Also nicht Stress abbauen,

sondern Achtsamkeit aufbauen, zufriedener oder gesünder werden.

Deine Aufgabe ist nun, dass du ein Blatt Papier nimmst und ohne innere Zensur alle Gründe aufschreibst, die dir einfallen. Du kannst es selbstverständlich auch auf deinem Notebook machen. Wichtig ist, dass du es frei machst, ohne innere Zensur. Lass es fließen. Es muss nicht geordnet sein. Schreib einfach drauflos.

Nun hast du vielleicht ein ganzes Blatt oder sogar zwei vollgeschrieben. Suche dir nun die fünf wichtigsten Gründe heraus. Du kannst natürlich später die Gründe noch ändern. Wenn du nun Motivationsprobleme hast, kannst du dir diese Gründe vor Augen führen. Du kannst sie an deinen Kühlschrank hängen, kannst sie in dein Handy eingeben und dir regelmäßig anzeigen lassen, oder du kannst sie morgens nach dem Aufstehen aufsagen. Du kannst sie auch als Affirmation benutzen: Das bedeutet, wenn du gerade keine Motivation hast, dann führst du dir diese fünf Gründe vor Augen.

Panik: das 3-Wochen-Programm

„Mut ist, wenn man Todesangst hat, aber sich trotzdem in den Sattel schwingt." – John Wayne

Panik ist ein extremes Gefühl der Angst. Panik dauert zwischen fünf und 30 Minuten. Da das Gefühl so unangenehm ist, möchten die Betroffenen Panik unter allen Umständen vermeiden. Es entsteht eine Angst vor der Panik. Das bedeutet, wenn wir Panik effektiv bekämpfen möchten, so müssen wir uns zwei

Problembereichen zuwenden:

1. Panik: Zum einen die akute Panik selbst.

- Dafür kannst du die ***Anti-Panik-Atmung*** (siehe Kapitel „3 effektive Anti-Angst-Schalter") anwenden. Sie ist sehr effektiv.

  Robert litt unter Panik. Sie trat in etwa einmal wöchentlich auf. Er litt sehr darunter. Ich empfahl ihm, die Anti-Panik-Atmung anzuwenden. Er trainierte sie in ruhigen Phasen. Als er in unserer nächsten Sitzung zu mir kam, leuchteten seine Augen. Er meinte: „Die Atmung wirkt! Die Panik war innerhalb von 20 Sekunden verschwunden! Ich bin so erleichtert."

  Die Anti-Panik-Atmung sollte trainiert werden. In einer Panik ist es sehr schwer, überhaupt etwas zu machen. Das Gefühl und die Gedanken können einen überfluten. Wenn der Betroffene es schafft, die Anti-Panik-Atmung nur für drei bis zehn Atemzüge anzuwenden, ist die Panik so gut wie weg. Trotzdem, sie sollte vorher trainiert werden, damit du sie auch wirklich im Fall aller Fälle anwenden kannst.
- **The Work Plus und Eutaptics**: Zusätzlich solltest du prophylaktisch arbeiten. Dies machst du mit **The Work Plus** (siehe Kapitel „Warnung: Deine Gedanken sind möglicherweise gefährlich") und **Eutaptics** (siehe Kapitel „Energetische Techniken"). Wie sieht das aus? Wenn du anfängst The Work Plus auf deine Panik

anzuwenden, kann es gut sein, dass Ängste entstehen. Das ist unangenehm und ein Grund, dass viele Betroffene The Work erst gar nicht anwenden. Hier kommt Eutaptics ins Spiel. Jedes Mal wenn Ängste während der The Work Plus auftreten, machst du ein, zwei oder mehr Runden Eutaptics. Diese beiden Techniken ergänzen sich hervorragend. Die eine arbeitet mit deinen Gedanken, die andere energetisch. So wirst du schnell eine Verbesserung erfahren.

Mit The Work Plus bearbeitest du zum einen, was dir an der Panik Angst macht. Zum anderen bearbeitest du die Gründe der Panik.

- **Baby-Panik**: Panik ist am leichtesten zu bekämpfen, bevor sie sich vollständig entwickelt hat. Panik fällt nicht vom Himmel, nein, sie entwickelt sich. Das bedeutet, wenn du Anzeichen von Panik spürst, wenn also die erste Baby-Panik auftritt, musst du sie unterbrechen. Dazu gibt es verschiedene Techniken in diesem Buch. Du kannst sofort die Anti-Panik-Atmung anwenden, das ist immer eine gute Wahl. Andere Techniken sind: die **Löschtaste** (siehe Kapitel „Warnung: Deine Gedanken sind möglicherweise gefährlich“), Eutaptics oder die **4-7-8-Atmung** (siehe Kapitel „3 effektive Anti-Angst-Schalter“).
- **Mindset**: Ein gutes **Mindset** (siehe Kapitel „Kraftvolle Mindsets“) ist sehr unterstützend. Ob du Panik als Problem oder als Herausforderung siehst, ist ein riesiger Unterschied. Panik zu überwinden braucht Mut, Motivation und

Ausdauer. Hier kann ein positives Mindset sehr wichtig sein.

2. Angst vor der Panik: Bei allen Betroffenen entsteht auch immer eine Angst vor der Panik. Diese ist fast problematischer, als die Panik selbst. Warum? Weil sie zu einem ständigen Begleiter wird. Panik-Betroffene sind ständig in einer Habachtstellung. Eine Panik dauert nur ein paar Minuten, die Angst vor der Panik ist ein ständiger Begleiter. Was kannst du dagegen tun?

- **The Work Plus und Eutaptics**: Du machst The Work Plus und Eutaptics wie oben beschrieben.
- **Baby-Angst**: Je schwächer das Gefühl, desto einfacher ist es, dieses loszulassen. Wenn also die Angst gerade erst auftritt, ist sie noch klein, es ist eine Baby-Angst. Hier kannst du die Löschtaste, Eutaptics oder die 4-7-8-Atmung anwenden. Ich empfehle die Löschtaste in Verbindung mit Affirmationen, die du aus The Work Plus gewonnen hast. D. h. du machst erst die Löschtaste und sagst danach deine Affirmationen.
- **Kultivierung von Entspannung**: Ein Betroffener ist ständig von Ängsten und Unruhe begleitet. Deswegen sollten wir Entspannung kultivieren. D. h. wir versuchen möglichst oft einen entspannten Zustand herzustellen. Die beste Möglichkeit dazu ist *Meditation*. Meditation ist DAS Anti-Angst-Mittel. Meditation wird dein ganzes Leben verbessern. Zusätzlich kannst du kleine Inseln der Entspannung in deinen Alltag einbauen. Wenn du etwas Zeit hast, praktizierst du die Technik **BELL** (siehe Kapitel „3 effektive

Anti-Angst-Schalter“). 30 Sekunden reichen schon aus, damit du dich etwas entspannst.

- **Lifestyle**: Wenn du Stress auf der Arbeit hast, nur 4 Stunden schläfst, zu viel Alkohol trinkst und zehn Tassen Kaffee pro Tag konsumierst, dann ist es nicht verwunderlich, dass du unter Ängsten und Panik leidest. Es ist einfach zu viel. Du solltest also deinen gesamten Lifestyle verbessern. Schlafe genug, trinke nicht zu viel, vermeide, wenn möglich Kaffee und treibe Sport. Es gibt viele Möglichkeiten, die dein Energieniveau anheben. Eine tolle Möglichkeit ist, den Tag mit dem **4-Minuten-Chi-Boost** (siehe Kapitel „Energetische Techniken“) zu beginnen. Dies gibt dir Kraft und Vitalität.

Die Bekämpfung von Panik stützt sich also auf 5 Säulen. Die ersten drei Punkte sind ein Muss, die Säulen vier und fünf sind optional.

1. Akute Panik meistern durch **Anti-Panik-Atmung** (siehe Kapitel „3 effektive Anti-Angst-Schalter“).

2. Prophylaxe durch **The Work Plus** (siehe Kapitel „Warnung: Deine Gedanken sind möglicherweise gefährlich“) und **Eutaptics** (siehe Kapitel „Energetische Techniken“).

3. Mindset: Suche dir eins der **Mindsets** (siehe Kapitel „Kraftvolle Mindsets“) aus: Wachstums-Mindset, „das Universum ist freundlich“ oder „Alles ist vergänglich“.

4. Entspannung kultivieren durch **Meditation** (siehe Kapitel „Diesen vergessenen Faktor…“) und **BELL** (siehe Kapitel „3 effektive Anti-Angst-Schalter“).

5. Lifestyle verbessern und das Nervensystem stärken durch Sport, Meditation, C.A.T.S. und **4-Minuten-Chi-Boost** (siehe Kapitel „Energetische Techniken").

In dem Programm wurde zwischen „muss" und „kann" unterschieden. Am Montag steht unter „muss": *Tagebuch*. Das bedeutet, du sollst ein Tagebuch führen. Bei „kann" steht: *5000 Schritte*. Dies ist optional. Wenn es für dich passt, kannst du 5000 Schritte machen, musst aber nicht. Je mehr *Kann-Techniken* du praktizierst, desto schneller wirkt das Programm. Allerdings: Überfordere dich nicht. Wenn du also wenig Zeit hast, so machst du einfach nur die *Muss-Techniken*. Das Minimal-Programm besteht aus den *Muss*-Techniken, das Maximal-Programm aus den *Muss*- und *Kann*-Techniken.

„Fallweise" bedeutet, dass diese Techniken immer angewendet werden, wenn Panik oder Angst auftreten.

1. Woche

Fallweise: *Angst*: Löschtaste + Affirmationen; *Panik*: Anti-Panik-Atmung

Montag: *Muss*: morgens **Kraft-Person** (siehe Kapitel „Kraftvolle Mindsets → Wachstums-Mindset"), Tagebuch. *Kann*: **5000 Schritte** (siehe Kapitel „Diesen vergessenen Faktor ... -> Sport")

Dienstag: *Muss*: Tagebuch, The Work Plus und Eutaptics, 5 x Anti-Panik-Atmung. Mache fünfmal im Laufe des Tages diese Atmung, und zwar je 4 Atemzüge. *Kann*: 5 Minuten Meditation, 5 x BELL

Mittwoch: *Muss*: Kraft-Person (morgens), Tagebuch, The Work Plus und Eutaptics, 5 x Anti-Panik-Atmung. *Kann*: 5000 Schritte, 5 x BELL

Donnerstag: *Muss*: Tagebuch, The Work Plus und Eutaptics, 5 x Anti-Panik-Atmung. *Kann*: 5 Minuten Meditation, 5 x BELL

Freitag: *Muss*:Tagebuch, The Work Plus und Eutaptics, 5 x Anti-Panik-Atmung. *Kann*: 5000 Schritte, 5 x BELL

Samstag: *Muss*: Tagebuch, The Work Plus und Eutaptics, 5 x Anti-Panik-Atmung. *Kann*: 5 Minuten Meditation, 5 x BELL

Sonntag: *Muss*: Kraft-Person (morgens). *Kann*: 4-Minuten-Chi-Boost

Tipps & Tricks:

- **Fallweise**: Damit ist gemeint, immer wenn Ängste oder Panik auftauchen, sollten die entsprechenden Techniken gemacht werden. Am besten ist es, wenn du die Gefühle in ihrer Baby-Phase erwischst.
- **Tagebuch**: Führe für eine Woche ein Tagebuch. Identifiziere genau, wann und unter welchen Umständen Angst oder Panik auftritt. Das ist wichtig! Benutze eine App oder einen Notizblock und schreibe genau auf, in welcher Situation und zu welcher Zeit das Gefühl auftritt. Ich weiß, so was ist nervig. Ich bitte dich, es trotzdem zu tun und sei es nur für ein paar Tage. Das Aufschreiben hat einige wichtige Vorteile:
  Zum einen kann es Aufschluss über die Ursachen

geben. Vielleicht treten deine Ängste immer nach dem Besuch des Fitnessstudios auf. Das kann den Hinweis geben, dass du vielleicht zu intensiv trainierst und damit deinem Körper zu viel Stress zumutest.
Zum anderen wirst du achtsamer. Du weißt nun, in welchen Situationen deine negativen Gefühle auftreten. Dies schafft dir Aufmerksamkeit, sodass du nicht automatisch reagierst. Was meine ich damit? Negative Gefühle laufen meistens automatisch ab. Du kommst in eine Situation, automatisch steigen negative Gedanken auf, du fusionierst mit diesem Gedanken und das negative Gefühl erscheint. Dieser Prozess ist eine Gewohnheit geworden. Immer und immer wieder läuft es so ab. Deswegen musst du dir erst das Bewusstsein dafür schaffen, nicht automatisch zu reagieren.

- **The Work Plus und Eutaptics**: Veranschlage mindestens 15 Minuten dafür.
- **Meditation**: Ich empfehle dir unbedingt Meditation, trotzdem ist es optional, da ich dich nicht überfordern möchte. Fange mit 5 Minuten jeden zweiten Tag an.
- **Kraft-Person**: Diese Übung findest du im Kapitel „Kraftvolle Mindsets". Ich empfehle sie morgens anzuwenden, da sie dir einen positiven Start in den Tag ermöglicht. Du kannst stattdessen auch eine der anderen Techniken für Mindsets benutzen, wenn sie dir mehr liegen.
- **Sport**: Ich habe hier 5000 Schritte empfohlen. Du kannst natürlich stattdessen auch anderen Sport

treiben, wie joggen oder Rad fahren.

- **4-Minuten-Chi-Boost**: Mache ihn am besten morgens. Das ist ein großartiger Start in den Tag.
- **Anti-Panik-Atmung**: In der ersten Woche trainierst du sie täglich, damit du sie im Fall der Panik drauf hast.

2. Woche

Fallweise: *Angst*: Löschtaste + Affirmationen; *Panik*: Anti-Panik-Atmung

Montag: *Muss*: Kraft-Person (morgens), The Work Plus und Eutaptics, Überlege, wann und in welchen Situationen deine Panik auftaucht. Hat sich etwas geändert? *Kann*: 6000 Schritte, 10 Minuten Meditation, 5 x BELL

Dienstag: *Muss*: The Work Plus und Eutaptics. *Kann*: 6000 Schritte, 10 Minuten Meditation, 5 x BELL

Mittwoch: *Muss*: Kraft-Person (morgens), The Work Plus und Eutaptics, 5 x Anti-Panik-Atmung. *Kann*: 6000 Schritte, 10 Minuten Meditation, 5 x BELL, 4-Minuten-Chi-Boost

Donnerstag: *Muss*: The Work Plus und Eutaptics. *Kann*: 6000 Schritte, 10 Minuten Meditation, 5 x BELL

Freitag: *Muss*: Kraft-Person (morgens), The Work Plus und Eutaptics. *Kann*: 6000 Schritte, 10 Minuten Meditation, 5 x BELL

Samstag: *Muss*: The Work Plus und Eutaptics, 5 x Anti-Panik-Atmung *Kann*: 6000 Schritte, 10 Minuten Meditation, 5 x BELL

Sonntag: *Muss*: Kraft-Person (morgens). *Kann*: 4-Minuten-Chi-Boost

3. Woche

Fallweise: *Angst*: Löschtaste + Affirmationen; *Panik*: Anti-Panik-Atmung

Montag: *Muss*: The Work Plus und Eutaptics. Überlege, wann und in welchen Situationen deine Panik auftaucht. Hat sich etwas geändert? *Kann*: 7000 Schritte, 15 Minuten Meditation, 5 x BELL

Dienstag: *Muss*: The Work Plus und Eutaptics. *Kann*: 7000 Schritte, 15 Minuten Meditation, 5 x BELL

Mittwoch: *Muss*: 5 x Anti-Panik-Atmung. *Kann*: 7000 Schritte, 15 Minuten Meditation, 5 x BELL, 4-Minuten-Chi-Boost

Donnerstag: *Muss*: The Work Plus und Eutaptics. *Kann*: 7000 Schritte, 15 Minuten Meditation, 5 x BELL

Freitag: *Muss*: The Work Plus und Eutaptics. *Kann*: 7000 Schritte, 15 Minuten Meditation, 5 x BELL

Samstag: *Muss*: The Work Plus und Eutaptics. *Kann*: 7000 Schritte, 15 Minuten Meditation, 5 x BELL

Sonntag: *Kann*: 4-Minuten-Chi-Boost

Wie geht's weiter?

Du wirst dich jetzt wesentlich wohler und entspannter fühlen. Die Panik müsste nun nicht mehr auftreten oder zumindest wesentlich zurückgegangen sein. Es gibt nun mehrere Möglichkeiten:

- Wie stark hat sich deine Panik gemildert? Ist sie ganz weg oder hast du nun Sorgen, anstatt der Panik? Oder hast du noch immer Ängste, aber sie sind nicht mehr so intensiv? Je nachdem wie deine Antwort lautet, kannst du mit den folgenden 3-Wochen-Programmen für Ängste oder Sorgen fortfahren.
- Du kannst auch einfach mit dem (Panik-) Programm der 3. Woche weiter machen.
- Du hast dich jetzt 3 Wochen mit allen Techniken beschäftigt und hast ein gutes Gefühl, welche am besten wirken. Deswegen kannst du dir die Techniken auswählen, die dir am besten gefielen und ein eigenes Programm zusammenstellen.

Alle drei Möglichkeiten sind gut und wirkungsvoll. Verlasse dich auf dein Bauchgefühl. Du kannst nichts falsch machen.

Angst: das 3-Wochen-Programm

„Ein einziger Grundsatz wird dir Mut geben, nämlich der, dass kein Übel ewig währt."
Epikur von Samos

Angst taucht auf, wenn wir glauben, dass etwas Negatives in der Zukunft passiert. Angst ist ganz natürlich und sogar nützlich. Sie warnt uns vor Gefahren. Jeder Mensch hat hier und da Angst, das ist normal. Sogar der Dalai Lama hat Angst. Leidvoll wird es nur, wenn die Angst überhandnimmt. Das heißt, wenn sie irrational wird. Die irrationale Angst vor Krankheiten, auch wenn gar kein Anlass dafür vorliegt. Angst, den Partner zu verlieren, Angst den Job zu verlieren usw. Es gibt die erstaunlichsten Ängste, wie zum Beispiel die *Anatidaephobie*. Dies ist die Angst, von einer Ente beobachtet zu werden.

Die 5 Säulen, mit der wir Panik bekämpfen, können wir bei Angst ebenfalls anwenden. Es gibt allerdings kleine Unterschiede.

1. **Akute Angst**: Hier schlage ich die **Sedona-Methode** (siehe Kapitel „Warnung: Deine Gedanken sind möglicherweise gefährlich“) vor oder die **Löschtaste** (siehe Kapitel „Warnung: Deine Gedanken sind möglicherweise gefährlich“). Beides sind großartige Möglichkeiten, Gedanken und Ängste zu stoppen. *Sedona* geht etwas tiefer, dafür beschert die *Löschtaste* gute Gefühle.

2. **Prophylaxe** durch **The Work Plus** (siehe Kapitel „Warnung: Deine Gedanken sind möglicherweise gefährlich“) und **Eutaptics** (siehe Kapitel „Energetische Techniken“). Hier kommt es auf die Intensität der Angst an und wie sehr du darunter leidest. Es kann ausreichen, wenn du nur die Techniken anwendest, die unter Säule 1 empfohlen wurden.

Ich empfehle dir, trotzdem The Work Plus und Eutaptics anzuwenden. Dadurch kannst du deine Ängste schneller loswerden. Deswegen habe ich im Drei-Wochen-Programm zweimal The Work Plus und Eutaptics veranschlagt.

3. **Entspannung** kultivieren durch **Meditation** (siehe Kapitel „Diesen vergessenen Faktor…“) und **BELL** (siehe

Kapitel „3 effektive Anti-Angst-Schalter“). Angst greift das Nervensystem an. Wir sind unruhig und angespannt. Deswegen sollten wir Entspannung kultivieren.

4. **Lifestyle** verbessern durch Sport, Meditation, C.A.T.S. und **4-Minuten-Chi-Boost**. Je stärker wir sind, desto weniger Ängste haben wir. Deswegen ist ein gesunder Lifestyle und hohes Energieniveau wichtig.

5. Mindset: Ein gutes Mindset ist sehr unterstützend. Ob du Angst als Problem oder als Herausforderung siehst, ist ein riesiger Unterschied. Ist es nicht besser, wenn deine Angst nur ein Stein auf deinem Lebensweg ist, anstatt ein riesiges Problem?

Wie beim Panik-Programm wird auch hier zwischen *Kann-* und *Muss*-Techniken unterschieden. Kann bedeutet, dass diese Techniken optional sind. Wenn du genügend Zeit und Motivation hast, mache sie. Muss bedeutet, dass diese Technik fester Bestandteil des Programms ist. Du solltest sie machen.

An einigen Tagen, wie bspw. Montag steht unter „Muss“: „5 Min. Meditation oder BELL oder 5000 Schritte“. Das bedeutet, dass du eine der drei Techniken auswählen kannst. Bleibe dann für diese Woche bei dieser Technik. Wählst du also „Meditation“ aus, so machst du diese Woche an den entsprechenden Tagen „Meditation“.

1. Woche

Fallweise: Löschtaste oder Sedona

Montag: *Muss*: **Kraft-Person** (siehe Kapitel „Kraftvolle

Mindsets → Wachstumsmindset“) (morgens), Tagebuch; 5 Min. Meditation *oder* BELL *oder* **5000 Schritte** (siehe Kapitel „Diesen vergessenen Faktor... → Sport“)

Dienstag: *Muss*: Tagebuch, The Work Plus und Eutaptics. *Kann*: 5 Minuten Meditation, 5 x BELL

Mittwoch: *Muss*: Tagebuch; 5 Min. Meditation *oder* BELL *oder* 5000 Schritte

Donnerstag: *Muss*: The Work Plus und Eutaptics. *Kann*: 5 Minuten Meditation, 5 x BELL

Freitag: *Muss*: 5 Min. Meditation *oder* BELL *oder* 5000 Schritte

Samstag: *Kann*: 4-Minuten-Chi-Boost

Sonntag: *Muss*: Kraft-Person (morgens). *Kann*: 4-Minuten-Chi-Boost

Tipps & Tricks:

- **Fallweise**: Damit ist gemeint, immer wenn Ängste oder Panik auftauchen, sollten die entsprechenden Techniken gemacht werden. Am besten ist es, wenn du die Gefühle in ihrer Baby-Phase erwischst.
- **Tagebuch**: Führe für eine Woche ein Tagebuch. Identifiziere genau, wann und unter welchen Umständen Angst auftritt. Das ist wichtig! Benutze eine App oder einen Notizblock und schreibe genau auf, in welcher Situation und zu welcher Zeit das Gefühl auftritt. Ich weiß, so was ist nervig. Ich bitte dich, es trotzdem zu tun und sei es nur für ein paar Tage. Das Aufschreiben hat

einige wichtige Vorteile:
Zum einen kann es Aufschluss über die Ursachen geben. Vielleicht treten deine Ängste immer nach dem Besuch des Fitnessstudios auf. Das kann den Hinweis geben, dass du vielleicht zu intensiv trainierst und damit deinem Körper zu viel Stress zumutest.
Zum anderen wirst du achtsamer. Du weißt nun, in welchen Situationen deine negativen Gefühle auftreten. Dies schafft dir Aufmerksamkeit, sodass du nicht automatisch reagierst. Was meine ich damit? Negative Gefühle laufen meistens automatisch ab. Du kommst in eine Situation, automatisch steigen negative Gedanken auf und das negative Gefühl erscheint. Dieser Prozess ist eine Gewohnheit geworden. Immer und immer wieder läuft es so ab. Deswegen musst du dir erst das Bewusstsein dafür schaffen, nicht automatisch zu reagieren.

- **The Work Plus und Eutaptics**: Veranschlage mindestens 15 Minuten dafür.
- **Meditation**: Ich empfehle dir unbedingt Meditation, trotzdem ist es optional, da ich dich nicht überfordern möchte. Fange mit 5 Minuten jeden zweiten Tag an.
- **Kraft-Person**: Diese Übung findest du im Kapitel „Mindset“. Ich empfehle sie morgens anzuwenden, da sie dir einen positiven Start in den Tag ermöglicht. Du kannst stattdessen auch eine der anderen Techniken für Mindsets benutzen, wenn sie dir mehr liegen.
- **Sport**: Ich habe hier 5000 Schritte empfohlen. Du

kannst natürlich stattdessen auch anderen Sport treiben, wie joggen oder Rad fahren.

- **4-Minuten-Chi-Boost**: Mache ihn am besten morgens. Das ist ein großartiger Start in den Tag. Wenn er dir gefällt, mache ihn ruhig öfter. Er stärkt dein ganzes System.

2. Woche

Fallweise: Löschtaste oder Sedona

Montag: *Muss*: Kraft-Person (morgens), Tagebuch; 10 Min. Meditation *oder* BELL *oder* 6000 Schritte

Dienstag: *Muss*: Tagebuch, The Work Plus und Eutaptics. *Kann*: 10 Minuten Meditation, 5 x BELL

Mittwoch: *Muss*: Kraft-Person (morgens), Tagebuch; 10 Min. Meditation *oder* BELL *oder* 6000 Schritte

Donnerstag: *Muss*: The Work Plus und Eutaptics. *Kann*: 5 Minuten Meditation, 5 x BELL

Freitag: *Muss*: 10 Min. Meditation *oder* BELL *oder* 6000 Schritte

Samstag: *Kann*: 4-Minuten-Chi-Boost

Sonntag: *Muss*: Kraft-Person (morgens), *Kann*: 4-Minuten-Chi-Boost

3. Woche

Fallweise: Löschtaste oder Sedona

Montag: *Muss*: Kraft-Person (morgens), Tagebuch; 15 Min. Meditation *oder* BELL *oder* 7000 Schritte

Dienstag: *Muss*: Tagebuch, The Work Plus und Eutaptics. *Kann*: 15 Minuten Meditation, 5 x BELL

Mittwoch: *Muss*: Kraft-Person (morgens), Tagebuch; 15 Min. Meditation *oder* BELL *oder* 7000 Schritte

Donnerstag: *Muss*: The Work Plus und Eutaptics. *Kann*: 15 Minuten Meditation, 5 x BELL

Freitag: *Muss*: 15 Min. Meditation *oder* BELL *oder* 7000 Schritte

Samstag: *Muss*: Kraft-Person (morgens). *Kann*: 4-Minuten-Chi-Boost

Sonntag: *Kann*: 4-Minuten-Chi-Boost

Wie geht's weiter?

Du wirst dich jetzt wesentlich wohler und entspannter fühlen. Die Angst müsste nun nicht mehr auftreten oder zumindest wesentlich zurückgegangen sein. Es gibt nun mehrere Möglichkeiten:

- Wie stark hat sich deine Angst gemildert? Ist sie ganz weg oder hast du nun stattdessen Sorgen? Je nachdem wie deine Antwort lautet, kannst du mit dem folgenden 3-Wochen-Programm für Sorgen fortfahren.
- Du kannst auch einfach mit dem (Angst-) Programm der 3. Woche weiter machen.
- Du hast dich jetzt 3 Wochen mit allen Techniken beschäftigt und hast ein gutes Gefühl, welche am besten wirken. Deswegen kannst du dir die Techniken auswählen, die dir am besten gefielen und ein eigenes Programm zusammenstellen.

Alle drei Möglichkeiten sind gut und wirkungsvoll. Verlasse dich auf dein Bauchgefühl. Du kannst nichts falsch machen.

Sorgen: das 3-Wochen-Programm

„99 % der Dinge, um die du dich sorgst, werden nie passieren."

Sorgen sind weniger intensiv als Angst, dafür tauchen sie häufiger auf. Es sind die Termiten unter den Gefühlen: Sie sind klein, aber persistent. Sie nagen und nagen und nagen, bis der Baum fällt. Da Sorgen nicht so leidvoll sind, unternehmen viele Leute nichts dagegen. Sie finden sich damit ab. Das ist natürlich völlig O. K.. Besser ist es, etwas dagegen zu tun.

Grundsätzlich können wir bei Sorgen ebenfalls die Säulen anwenden, die wir bei Angst und Panik benutzt haben. Es kommt drauf an, wie häufig deine Sorgen sind. Treten hier und da mal Sorgen auf, so reicht es einfach aus, die sorgenvollen Gedanken zu unterbrechen. Hier kannst du die **Sedona-Methode** oder die **Löschtaste** benutzen. Befindest du dich aber in ständiger Sorge, so kann es sinnvoll sein, Entspannung zu kultivieren und dein allgemeines Energieniveau anzuheben. Warum? Weil ständige Sorgen an deinen Nerven nagen. Wenn wir also dein Nervensystem stärken, so wirst du auch weniger Sorgen haben. Das folgende 3-Wochen-Programm ist für **häufige Sorgen** aufgestellt. Wie gesagt, wenn du nur gelegentlich sorgenvoll bist, so reicht es aus, die Gedanken zu unterbrechen.

Wie beim Panik-Programm wird auch hier zwischen *Kann*- und *Muss*-Techniken unterschieden. *Kann* bedeutet, dass diese Techniken optional ist. Wenn du genügend Zeit und Motivation hast, mache sie. *Muss* bedeutet, dass diese Technik fester Bestandteil des Programms ist. Du solltest sie machen.

An einigen Tagen, wie bspw. Montag steht „5 Min. Meditation oder BELL oder 5000 Schritte“. Das bedeutet, dass du eine der drei Techniken auswählen kannst. Bleibe dann für diese Woche bei dieser Technik. Wählst du also „Meditation“ aus, so machst du diese Woche an den entsprechenden Tagen „Meditation“.

1. Woche

Fallweise: **Löschtaste** (siehe Kapitel „Warnung: Deine Gedanken sind möglicherweise gefährlich“) oder **Sedona** (siehe Kapitel „Warnung: Deine Gedanken sind möglicherweise gefährlich“)

Montag: *Muss*: Tagebuch; 5 Min. **Meditation** (siehe Kapitel „Diesen vergessenen Faktor...“) *oder* **BELL** (siehe Kapitel „3 effektive Anti-Angst-Schalter“) *oder* **5000 Schritte** (siehe Kapitel „Diesen vergessenen Faktor... -> Sport“)

Dienstag: *Muss*: Tagebuch. *Kann*: 5 Minuten Meditation, 5 x BELL

Mittwoch: *Muss*: Tagebuch; 5 Min. Meditation *oder* BELL *oder* 5000 Schritte

Donnerstag: *Muss*: **The Work Plus** (siehe Kapitel „Warnung: Deine Gedanken sind möglicherweise gefährlich“)

und **Eutaptics** (siehe Kapitel „Energetische Techniken"). *Kann*: 5 Minuten Meditation, 5 x BELL

Freitag: *Muss*: 5 Min. Meditation *oder* BELL *oder* 5000 Schritte.

Samstag: *Kann*: **4-Minuten-Chi-Boost** (siehe Kapitel „Energetische Techniken")

Sonntag: *Muss*: **Kraft-Person** (siehe Kapitel „Kraftvolle Mindsets → Wachstums-Mindset") (morgens). *Kann*: 4-Minuten-Chi-Boost

Tipps & Tricks:

- **Fallweise**: Damit ist gemeint, immer wenn Sorgen auftauchen, sollten die entsprechenden Techniken gemacht werden. Am besten ist es, wenn du die Gefühle in ihrer Baby-Phase erwischst.
- **Tagebuch**: Führe für eine Woche ein Tagebuch. Identifiziere genau, wann und unter welchen Umständen Angst auftritt. Das ist wichtig! Benutze eine App oder einen Notizblock und schreibe genau auf, in welcher Situation und zu welcher Zeit das Gefühl auftritt. Ich weiß, so was ist nervig. Ich bitte dich, es trotzdem zu tun und sei es nur für ein paar Tage. Das Aufschreiben hat einige wichtige Vorteile:
  Zum einen kann es Aufschluss über die **Ursachen** geben. Vielleicht treten deine Sorgen immer nach einem Gespräch mit einem Kollegen auf. Das kann den Hinweis geben, dass du Gespräche mit diesem Kollegen meiden solltest, da er ein immer

die schlimmsten Katastrophen vorhersagt.
Zum anderen wirst du **achtsamer**. Du weißt nun, in welchen Situationen deine negativen Gefühle auftreten. Dies schafft dir Aufmerksamkeit, sodass du nicht automatisch reagierst. Was meine ich damit? Negative Gefühle laufen meistens automatisch ab. Du kommst in eine Situation, automatisch steigen negative Gedanken auf und das negative Gefühl erscheint. Dieser Prozess ist eine Gewohnheit geworden. Immer und immer wieder läuft es so ab. Deswegen musst du dir erst das Bewusstsein dafür schaffen, nicht automatisch zu reagieren.

- **The Work Plus und Eutaptics**: Veranschlage mindestens 15 Minuten dafür.
- **Meditation**: Ich empfehle dir unbedingt Meditation, trotzdem ist es optional, da ich dich nicht überfordern möchte. Fange mit 5 Minuten jeden zweiten Tag an.
- **Kraft-Person**: Diese Übung findest du im Kapitel „Mindset“. Ich empfehle sie morgens anzuwenden, da sie dir einen positiven Start in den Tag ermöglicht. Du kannst stattdessen auch eine der anderen Techniken für Mindsets benutzen, wenn sie dir mehr liegen.
- **Sport**: Ich habe hier 5000 Schritte empfohlen. Du kannst natürlich stattdessen auch anderen Sport treiben, wie joggen oder Rad fahren.
- **4-Minuten-Chi-Boost**: Mache ihn am besten morgens. Das ist ein großartiger Start in den Tag. Wenn er dir gefällt, mache ihn ruhig öfter. Er

stärkt dein ganzes System.

2. Woche

Fallweise: Löschtaste oder Sedona

Montag: *Muss*: Tagebuch; 10 Min. Meditation *oder* BELL *oder* 6000 Schritte

Dienstag: *Muss*: Tagebuch. *Kann*: 10 Minuten Meditation, 5 x BELL

Mittwoch: *Muss*: Tagebuch; 10 Min. Meditation *oder* BELL *oder* 6000 Schritte

Donnerstag: *Muss*: The Work Plus und Eutaptics. *Kann*: 5 Minuten Meditation, 5 x BELL

Freitag: *Muss*: 10 Min. Meditation *oder* BELL *oder* 6000 Schritte

Samstag: *Kann*: 4-Minuten-Chi-Boost

Sonntag: *Muss*: Kraft-Person (morgens). *Kann*: 4-Minuten-Chi-Boost

3. Woche

Fallweise: Löschtaste oder Sedona

Montag: *Muss*: Tagebuch; 15 Min. Meditation *oder* BELL *oder* 7000 Schritte,

Dienstag: *Muss*: Tagebuch, The Work Plus und Eutaptics. *Kann*: 15 Minuten Meditation, 5 x BELL

Mittwoch: *Muss*: Tagebuch; 15 Min. Meditation *oder* BELL *oder* 7000 Schritte.

Donnerstag: *Muss*: The Work Plus und Eutaptics. *Kann*: 15 Minuten Meditation, 5 x BELL

Freitag: *Muss*: 15 Min. Meditation *oder* BELL *oder* 7000 Schritte

Samstag: *Kann*: 4-Minuten-Chi-Boost

Sonntag: *Muss*: Kraft-Person (morgens). *Kann*: 4-Minuten-Chi-Boost

Wie geht's weiter?

Du wirst dich jetzt wesentlich wohler und entspannter fühlen. Die Sorgen müssten nun nicht mehr auftreten oder zumindest wesentlich zurückgegangen sein. Es gibt nun mehrere Möglichkeiten:

- Du kannst einfach mit dem (Sorgen-) Programm der 3. Woche weiter machen.
- Du hast dich jetzt 3 Wochen mit allen Techniken beschäftigt und hast ein gutes Gefühl, welche am besten wirken. Deswegen kannst du dir die Techniken auswählen, die dir am besten gefielen und ein eigenes Programm zusammenstellen.

Alle beiden Möglichkeiten sind gut und wirkungsvoll. Verlasse dich auf dein Bauchgefühl. Du kannst nichts falsch machen.

Kurze Zusammenfassung

- Für Sorgen, Angst und Panik gibt es je ein 3-Wochen-Programm. Ich empfehle dir, es so anzuwenden, wie es ist.
- „Muss“ bedeutet, dass du diese Techniken auf

jeden Fall anwenden solltest. „Kann“ heißt, dass falls du genügend Zeit und Motivation hast, diese Methoden praktizieren solltest. Wenn’s geht *Muss* und *Kann* anwenden.

- Du wirst sehen, dass sich nach 3 Wochen schon einiges getan hat. Deine Ängste werden sich wesentlich verringert haben.
- Das Ziel aller Techniken ist es, letztlich alle Techniken loszulassen. Techniken sind wie Krücken: Sie sind während des Heilungsprozesses hilfreich, wenn du geheilt bist, brauchst du sie nicht mehr.

Audio-Meditation zum Gratis-Download

Du erhältst von mir eine Audio-Meditation als Geschenk, die ich selbst gesprochen habe. Unter diesem Link kannst du sie dir unverbindlich und gratis herunterladen:

https://detlefbeeker.de/body-scan/

Bonus: Pflanzliche Heilmittel gegen Ängste

"Lieber Gott! Mach doch, dass die Vitamine aus dem Spinat in den Vanillepudding kommen." – Anonym

In diesem Kapitel ...

- Die besten pflanzlichen Heilmittel gegen Ängste

Bislang haben wir viele Techniken und passende Programme kennengelernt. Du kannst diese Techniken durch pflanzliche Heilmittel unterstützen. Sie sind der sanfte Zwilling von Medikamenten. Pflanzliche Heilmittel können sehr stark gegen Ängste wirken, haben aber so gut wie keine Nebenwirkung. Deswegen sind sie in jedem Fall zu empfehlen, da auch das Risiko abhängig zu werden, kaum gegeben ist. Ich stelle dir die besten vor. Sie wirken gegen Ängste, aber auch stimmungsaufhellend und beruhigend.

Ginseng

Über die Wirkung von Ginseng gibt es eine Reihe von Studien. Nachgewiesene Wirkungen sind: Leistungssteigerung, Antidepressivum, nervenstärkend, verbessert das Immunsystem und die Potenz und wirkt sich positiv auf die Leber aus. Ferner wirkt sich Ginseng regulierend auf den Blutzuckerspiegel und Blutfette aus. Ginseng wirkt leicht anregend.

Johanniskraut

Diese Pflanze ist das am besten untersuchteste pflanzliche Heilmittel. Es wirkt stimmungsaufhellend und somit gegen milde bis moderate Depressionen. Die übliche Dosis ist dreimal täglich 300 Milligramm. Allerdings wirkt das Kraut langsam: Erst nach zwei Monaten ist die volle Wirkung zu spüren.

Rosenwurz (Rhodiola)

Wenn Sie milde bis moderte Depressionen haben, oder sich energielos fühlen, können Sie Rosenwurz einnehmen. Studien haben bestätigt, dass Rosenwurz eine signifikant antidepressive Wirkung bei milden und moderaten Depressionen hat. *Dr. Weil,* einer der führenden Experten im Bereich der Glücksforschung, empfiehlt, dass Sie 100 Milligramm zweimal am Tag einnehmen, und zwar morgens und am frühen Nachmittag. Zu spät eingenommen, kann es Einschlafprobleme verursachen. Sie können die Dosis auf dreimal täglich 200 Milligramm steigern, aber achten Sie darauf, es nicht zu spät einzunehmen. Negative Effekte mit anderen Medikamenten sind kaum untersucht, sodass Sie hier Ihren Arzt fragen sollten.

Ashwagandha

Sie wird auch *Schlafbeere* oder *Winterkirsche* genannt. Studien haben gezeigt, dass *Ashwagandha* Ängste mildert und stimmungsaufhellend wirkt. *Dr. Low Dog,* einer der führenden Experten im Bereich pflanzlicher Medizin, empfiehlt zwei- bis dreimal täglich 300 - 500 Milligramm dieser Pflanze zu sich zu nehmen. Obwohl sie *Schlafkirsche* heißt, hat sie keinen sedativen Effekt und kann hervorragend am Tag eingenommen werden. Laut

Dr. Low Dog ist *Ashwagandha* einer der wirkungsvollsten pflanzlichen Mittel gegen chronischen Stress, Schlafprobleme und Energielosigkeit.

Baldrian

Diese Heilwurzel hat eine lange und erfolgreiche Geschichte. Es wirkt schlaffördernd und gegen Ängste. Es besteht keine Suchtgefahr. Benutze standardisiertes Baldrianextrakt mit 0,8 % Baldriansäure. Nehme es mit den Mahlzeiten bis zu dreimal täglich 250 Milligramm ein.

Kava

Kava wirkt sehr gut gegen Ängste. Studien haben ergeben, das Kava ebenso gut gegen Ängste wirkt, wie Benzodiazepine. Es gibt seltene Berichte, dass es Nebenwirkungen auf die Leber hat. Deswegen sollten Leute mit Leberschäden, diese Pflanze meiden. In Zusammenhang mit Alkohol oder Antidepressiva kann Suchtgefahr bestehen. Ansonsten ist die Wurzel sicher. *Dr. Weil* empfiehlt mit einem auf 30 % Kavapyrone standardisiertes Kava-Extrakt. Dies nehmen Sie bis zu dreimal täglich in einer Dosis von 100 oder 200 Milligramm ein. Das Mittel wirkt schnell gegen Ängste. Nehmen Sie es nicht mehr als einige Monate ein.

Pflanzliche Mittel wirken gut gegen Ängste und haben kaum Nebenwirkungen.

Kurze Zusammenfassung

- Baldrian und Kava wirken gut gegen Ängste.
- Ginseng, Rosenwurz und Johanniskraut sind

natürliche Antidepressiva.
- Ashwagandha wirkt sowohl stimmungsaufhellend als auch gegen Ängste.

Zusammenfassung

„Nicht weil es schwer ist, wagen wir es nicht, sondern weil wir es nicht wagen, ist es schwer."
Aurelius

- Ängste entstehen durch die Vorstellung, dass etwas Schlimmes in der Zukunft passiert. Hauptursache von Ängsten sind unsere Gedanken. Ängste werden auch durch den Zustand unseres Nervensystems und unseres Energiesystems beeinflusst.
- Im Kapitel „Techniken" habe ich die besten Techniken gegen Ängste zusammengetragen. Es umfasst Mindsets, Lifestyle, kognitive und energetische Techniken.
- Das Ziel ist, dass sich die Ängste entweder völlig auflösen oder dass du sie akzeptieren kannst. Akzeptanz bedeutet, dass du dem jeweiligen Gefühl oder Gedanken erlaubst da zu sein. Du hast keinen Widerstand, sondern gibst ihm Raum. Das ist nicht immer leicht, aber je mehr du akzeptieren kannst, desto mehr Frieden wirst du haben.
- Diese Techniken unterstützt du durch ein gutes Mindset. Wie wir die Welt wahrnehmen, ist durch unser Mindset bestimmt. Es ist die Brille, durch

die wir auf unser Universum schauen. Ein positives Mindset wird dir sehr dabei helfen, deine Ängste zu bekämpfen. In diesem Buch findest du drei Mindsets, die sich sehr bewährt haben: *Wachstums-Mindset, das Universum ist freundlich, alles ist vergänglich*.

- Achte darauf, dass du deine Ängste nicht durch einen ungünstigen Lifestyle förderst. Schlafe genug, treibe Sport und meditiere regelmäßig. Auch die Aufnahme von C.A.T.S. solltest du beachten.
- Bei starken Ängsten und Panik solltest du Eutaptics mit The Work Plus als Prophylaxe kombinieren. Für den akuten Fall wendest du die Anti-Panik-Atmung, Sedona oder Löschtaste an.
- Die energetische Psychologie ist ein recht neuer Zweig der Psychologie. Danach werden Ängste durch Störungen im Energiesystem verursacht. Somit kann man Ängste durch Energiearbeit heilen. Es gibt mittlerweile viele Untersuchungen, die die Wirksamkeit bestätigen. Ich stelle dir den 4-Minuten-Chi-Boost vor. Er steigert und heilt ganz allgemein dein Energiesystem. Du kannst ihn auch bei körperlichen Krankheiten anwenden. Ferner lernst du Eutaptics kennen. Mit dieser Methode kannst du Ängste ganz gezielt lindern. Es wirkt auch gut bei Schmerzen.
- Für Sorgen, Ängste und Panik gibt es je ein 3-Wochen-Programm. Es stellt die Techniken so zusammen, dass Ängste optimal bekämpft werden. Es gibt jeweils *Muss*-Techniken, die du auf jeden Fall praktizieren solltest. Daneben gibt

es Kann-Techniken, die du anwenden solltest, wenn du genug Motivation und Zeit hast. Das heißt, du kannst die Programme an deine spezielle Situation anpassen.
- Wichtig ist, dass du die 3 Wochen tatsächlich durchhältst. Bitte brich nicht vorher ab. Halte zumindest die *Muss*-Techniken für 3 Wochen durch. Du wirst sehen, dass die Ängste danach schon wesentlich gelindert sind.
- Nach den drei Wochen kannst du einfach mit dem Programm der dritten Woche weitermachen, bis deine Ängste ganz verschwunden sind oder du sie akzeptieren kannst.
- Mut und Durchhaltevermögen sind der Schlüssel zum Erfolg.

Zu Ende gelesen? Du hast eine Belohnung verdient!

"Glück ist der Scharfsinn für Gelegenheiten und die Fähigkeit, sie zu nutzen." – Samuel Goldwyn

Hörst du den Applaus? Er ist von mir! Du hast ihn verdient. Warum? Weil nur 10 % aller Leser über das erste Kapitel eines Buches hinauskommen, und du hast sogar das ganze Buch gelesen. Du bringst also Sachen zu Ende – eine wichtige Fähigkeit.

Deswegen hast du eine Belohnung verdient: Ich schenke dir eine halbstündige Coaching-Session bei mir, und zwar kostenlos und ohne Verpflichtungen. Du kriegst also 60 EUR von mir geschenkt. Einfach den QR-Code scannen und du kannst direkt einen Termin eintragen:

SCAN ME

Alternative kannst du auch folgenden Link nutzen:

https://calendly.com/detlefbeeker/coaching-mit-prof-dr-beeker

Bitte handle schnell, da nur noch wenige kostenlose Coachings aufgrund der hohen Nachfrage verfügbar sind.

Prof. Beeker bietet in folgenden Bereichen Coachings an:

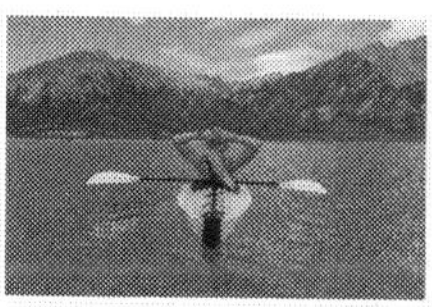

Resilienz Coaching

Unverwundbar gegen Stress

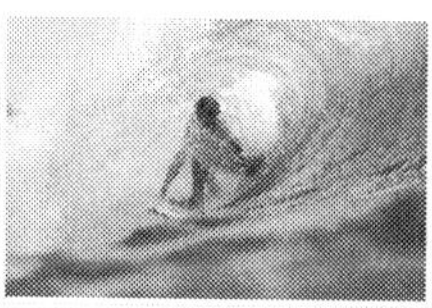

Angstfrei-Coaching

Ängste ruckzuck auflösen mit nachhaltigem Effekt.

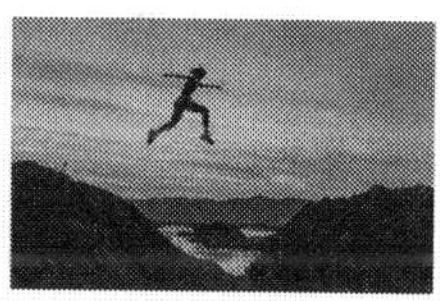

Emotional Freedom Coaching

Emotionale Blockaden lösen

Wenn also eins der Themen für dich relevant ist, dann

sichere dir jetzt ein kostenloses Coaching.

SCAN ME

"Möglichkeiten sind wie Sonnenauf-gänge. Wenn du zu lange wartest, verpasst du sie." – William Arthur Ward

---

Ich freue mich auf unsere Begegnung und bin gespannt mehr von dir erfahren! Genieße die Zeit!

Dr. Detlef Beeker

Printed in Poland
by Amazon Fulfillment
Poland Sp. z o.o., Wrocław

86608140R00096